Transesophageal Echocardiography

TEE ビデオ練習問題集

国立循環器病研究センター手術部長／中央診療部門長　大西 佳彦 著

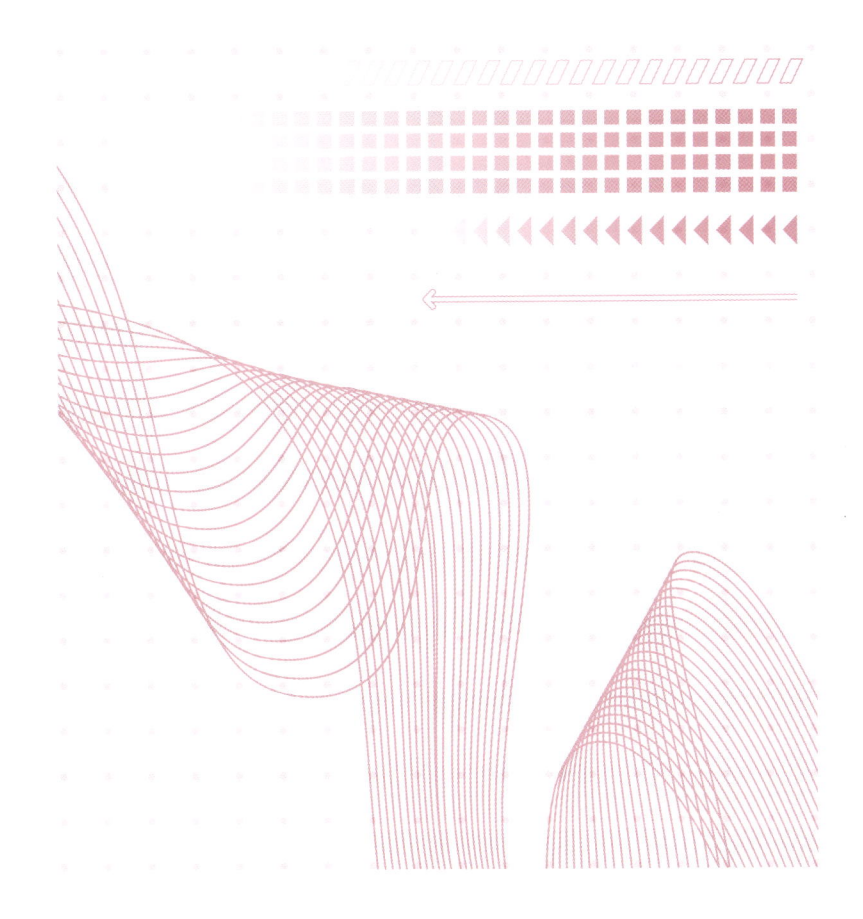

克誠堂出版

執筆者一覧

◀ 著　者 ▶

大西　佳彦
国立循環器病研究センター手術部長/中央診療部門長

◀ 協力者 ▶

前田　琢磨
大阪府立母子保健総合医療センター麻酔集中治療部

序　文

　私が経食道心エコーを開始したには22年前のことでした。最初はシングルプレーンのプローブを使用して見えにくい画像で診断していましたが、最近はマルチプレーン、リアルタイム3D画像が描写できるプローブへと進化してきました。なによりその間のエコー装置本体の機能向上がめざましく、周術期における経食道心エコー（TEE）による評価診断の有用性が確立されたことはご存じのとおりです。

　この数年間には翻訳を含めて日本語でのTEEの教科書が数多く出版されてきました。エコーの原理から術中の診断評価まで詳細に解説している教科書も多く見受けられていますがビデオを中心とした本はあまり見られません。エコーによる定量評価、心機能評価なども重要ですが、周術期におけるエコーに要求されるのは動いている画像での評価診断、外科的手技による合併症の早期発見などがポイントとなるのではないでしょうか。

　術前のTEE評価は心機能、弁狭窄逆流評価など2-3心拍の動画で表示することができますが、周術期におけるTEEの有用性はじっくりと動画を観察して、様々な病変、修復の出来具合、合併症の有無などを評価診断していく必要があります。

　このビデオ問題集ではこの2-3年間に実際の臨床で経験したTEE動画を1題につき30秒前後に集約して選択問題として提示してみました。臨床に即した問題のため偏りがあること、一般教科書のような詳しい説明がないことなど問題点もあります。多分に私個人の考えや思い込みも含まれており、必ずしも正しいことばかりではないかもしれません。一般的なTEE教科書とともにこの問題集に取り組んでいただければよいのではと思っています。多くのご意見、反論などをお送りいただければ幸いです。

　皆様方の心臓麻酔での臨床に役立つことはもちろん、JB-POTビデオ問題成績向上にも有用となると確信しております。

2012年11月吉日

国立循環器病研究センター手術部長/中央診療部門長

大西　佳彦

目次

A 基礎編
1. 画像操作　1
2. 基本画像　3
3. アーチファクト(1)　5
4. アーチファクト(2)　7

B 心臓基本構造
1. 僧帽弁構造　9
2. 大動脈弁構造　11
3. 心房構造(1)　13
4. 心房構造(2)　15
5. 心室構造　17
6. 心外膜構造(1)　19
7. 心外膜構造(2)　21
8. 心外膜構造(3)　23

C 心機能
1. 左室収縮能(1)　25
2. 左室収縮能(2)　27
3. 左室拡張能　29
4. 右室機能　31
5. 心外膜構造物　33

D 弁疾患
1. 僧帽弁逆流(1)　35
2. 僧帽弁逆流(2)　37
3. 僧帽弁逆流(3)　39
4. 僧帽弁逆流(4)　41
5. 僧帽弁逆流(5)　43
6. 僧帽弁逆流(6)　45
7. 僧帽弁逆流(7)　47
8. 僧帽弁狭窄　49
9. 大動脈弁逆流(1)　51
10. 大動脈弁逆流(2)　53
11. 大動脈弁逆流(3)　55
12. 大動脈弁逆流(4)　57
13. 大動脈弁逆流(5)　59
14. 大動脈弁逆流(6)　61
15. 大動脈弁逆流(7)　63
16. 大動脈弁逆流(8)　65
17. 大動脈弁狭窄(1)　67
18. 大動脈弁狭窄(2)　69
19. 大動脈弁狭窄(3)　71
20. 大動脈弁狭窄(4)　73
21. 大動脈弁狭窄(5)　75
22. 大動脈弁狭窄(6)　77
23. 三尖弁逆流　79

E 大動脈疾患
1. 大動脈アテローマ　81
2. 大動脈解離(1)　83
3. 大動脈解離(2)　85
4. 大動脈解離(3)　87
5. 大動脈解離(4)　89
6. 大動脈解離(5)　91

- 7. 大動脈解離 (6)　93
- 8. 大動脈解離 (7)　95
- 9. 大動脈解離 (8)　97
- 10. 大動脈解離 (9)　99
- 11. 大動脈瘤　101
- 12. 大動脈基部疾患　103

F 先天性心疾患

- 1. 非チアノーゼ性心疾患 (1)　107
- 2. 非チアノーゼ性心疾患 (2)　109
- 3. 非チアノーゼ性心疾患 (3)　111
- 4. 非チアノーゼ性心疾患 (4)　113
- 5. 非チアノーゼ性心疾患 (5)　115
- 6. 非チアノーゼ性心疾患 (6)　117
- 7. 非チアノーゼ性心疾患 (7)　119
- 8. 非チアノーゼ性心疾患 (8)　121
- 9. 非チアノーゼ性心疾患 (9)　123
- 10. 非チアノーゼ性心疾患 (10)　125
- 11. 非チアノーゼ性心疾患 (11)　127
- 12. 非チアノーゼ性心疾患 (12)　129
- 13. 非チアノーゼ性心疾患 (13)　131
- 14. 非チアノーゼ性心疾患 (14)　133
- 15. 非チアノーゼ性心疾患 (15)　135
- 16. 非チアノーゼ性心疾患 (16)　137
- 17. 非チアノーゼ性心疾患 (17)　139
- 18. 非チアノーゼ性心疾患 (18)　141
- 19. チアノーゼ性心疾患 (1)　143
- 20. チアノーゼ性心疾患 (2)　145
- 21. 乳幼児心疾患 (1)　147
- 22. 乳幼児心疾患 (2)　149

G 心筋疾患

- 1. 拡張型心筋症 (1)　151
- 2. 拡張型心筋症 (2)　153
- 3. 拡張型心筋症 (3)　155
- 4. 肥大型心筋症 (1)　157
- 5. 肥大型心筋症 (2)　159
- 6. 肥大型心筋症 (3)　163
- 7. 拘束型心筋症　165

H 人工物

- 1. 人工弁 (1)　167
- 2. 人工弁 (2)　171
- 3. 人工弁 (3)　173
- 4. 人工弁 (4)　175
- 5. 人工弁 (5)　177
- 6. 人工弁 (6)　179
- 7. 人工弁 (7)　181
- 8. 人工弁 (8)　183
- 9. 人工弁 (9)　185
- 10. 人工弁 (10)　187
- 11. 人工弁 (11)　189
- 12. 人工弁 (12)　191
- 13. 人工弁 (13)　193
- 14. 人工弁 (14)　195
- 15. 人工弁 (15)　197
- 16. 人工弁 (16)　199
- 17. 人工弁 (17)　201
- 18. ペーシングリード線　203
- 19. 脱血管　205
- 20. カニューレ　207
- 21. IABP　209
- 22. LVAD (1)　211
- 23. LVAD (2)　213
- 24. LVAD (3)　215

I 心内病変、異物

1. 血　栓(1)　217
2. 血　栓(2)　219
3. 血　栓(3)　221
4. 血　栓(4)　223
5. 血　栓(5)　225
6. 血　栓(6)　227
7. 血　栓(7)　229
8. 血　栓(8)　231
9. 腫　瘍(1)　233
10. 腫　瘍(2)　235
11. 腫　瘍(3)　237
12. 腫　瘍(4)　239
13. 胎生期遺残物(1)　241
14. 胎生期遺残物(2)　243
15. 心臓外腫瘍、異物　245
16. 冠動静脈瘻　247

J インターベンション

1. Amplatzer　249
2. ステント治療(1)　251
3. ステント治療(2)　253
4. ステント治療(3)　255
5. ステント治療(4)　257
6. カテーテル治療　259

K 臨床診断

1. 感染性心内膜炎(1)　261
2. 感染性心内膜炎(2)　263
3. 感染性心内膜炎(3)　265
4. 感染性心内膜炎(4)　267
5. 感染性心内膜炎(5)　269
6. 感染性心内膜炎(6)　271
7. 低血圧(1)　273
8. 低血圧(2)　275
9. 低血圧(3)　277
10. 低血圧(4)　279
11. 低血圧(5)　281
12. 低血圧(6)　283
13. 低血圧(7)　285
14. 低血圧(8)　287
15. 低血圧(9)　289
16. 心臓移植(1)　291
17. 心臓移植(2)　293
18. 術後評価(ICU)　295

本書使用にあたって

- DVDを見て、問題に答えてください。
- 1問につき、選択肢から、答えを1つ選んでください。
- 難易度等の"目安"を★の数で示しました。

A. 基礎編

A-1 画像操作

重要性　基　本　★★☆☆☆　高　度
難易度　やさしい　★★★☆☆　難しい
希少度　よく見る　★☆☆☆☆　ま　れ

問題　TEE画像A〜Dの画像操作で誤っているのはどれか。

a．Aは周波数を変化させている。
b．Bはコンプレッション（ダイナミックレンジ）を変化させている。
c．Cはゲインを変化させている。
d．Dはフォーカスを変化させている。

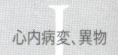

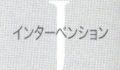

解説

Aは周波数を変化させている。
近くをよく見たいときには高い周波数を選択する。
コントラストをより明瞭にしたいときにはハーモニックを使用する。

Bはフレームレートを変化させている。
より速い動きを観察するときにはフレームレートを上げることが重要となるが、画質自体は低下することになる。

Cはゲインとコンプレッション（ダイナミックレンジ）を変化させている。
コンプレッションを上げることにより明暗のコントラストが滑らかとなる。
腫瘍や血栓を診断するときには重要である。

Dはフォーカスを変化させている。
フォーカスを観察したい部位に持って行くことでより明瞭に観察できる。
また、アーチファクトの影響も軽減できることがある。

答え　b

A. 基礎編

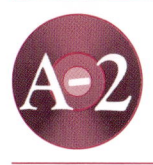

A-2 基本画像

重 要 性　◀ 基　　本　★★☆☆☆　高　　度 ▶
難 易 度　◀ やさしい　★★☆☆☆　難 し い ▶
希 少 度　◀ よく見る　★★☆☆☆　ま　　れ ▶

問 題　大動脈弁輪拡張症（AAE）で修復中が予定された症例でのTEE画像である。
画像中の↑で示された構造物は何か。

a．脊髄
b．肋間動脈
c．気管
d．胸骨動脈
e．奇静脈

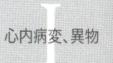

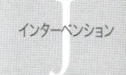

解説 17人を対象にしたGodetらの研究によると、全員で拍動する脊髄が描出され、さらに門歯からのTEEプローブの距離により、C7-T1からT8-9においては±1椎間の誤差で、脊髄のセグメントを予測できるとした。

答え　a

参考文献
Godet G, et al. Another application of two-dimensional transesophageal echocardiography : Spinal cord imaging. Apreliminary report.
J Cardiothrac Vasc Anesth 1994 ; 8 : 14-8.

A. 基礎編

A-3 アーチファクト (1)

重要性　基　本　★☆☆☆☆　高　度
難易度　やさしい　★★☆☆☆　難しい
希少度　よく見る　★☆☆☆☆　ま　れ

問題　77歳、女性。大動脈弁狭窄症および僧帽弁逆流症に対する弁手術後、人工心肺離脱前のTEE所見である。この症例での所見および対応で正しいのはどれか。

a．僧帽弁生体弁置換術が施行されている。
b．大動脈弁機械弁置換術が施行されている。
c．左房内に血栓残存が見られる。
d．心停止下の左房内異物除去を考慮する。
e．手術台を左右に振って、心臓内空気除去を試みる。

> **解説**

　左心系手術操作後の空気除去は重要である。
　心内空気が存在すると、左房左室内で微少吸気が浮遊していたり、壁全面が高輝度となっている。
　大量の空気が貯留していると音響陰影が見られる。
　しかし、大量の空気貯留を少し離れた角度から観察すると異物が浮遊しているように見られることもある。
　この症例での左房内にもリング状の浮遊物が見られている。
　心臓を揺することにより大量の空気が発生している状態が見られている。

　手術は大動脈弁生体弁置換術と僧帽弁形成術が施行された。

答え　e

A. 基礎編

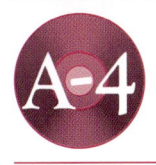

A-4 アーチファクト (2)

重要性　基　本　★★☆☆☆　高　度
難易度　やさしい　★★★★☆　難しい
希少度　よく見る　★☆☆☆☆　ま　れ

問題　43歳、男性。Bentall術後の出血に対して血腫除去術が緊急で施行された症例でのTEE所見である。この時のアーチファクトで正しい組み合わせはどれか。

a．A 電気メス、B 電気メス、C エコーの干渉
b．A 電気メス、B 電気メス、C 電気メス
c．A 電気メス、B エコーの干渉、C 電気メス
d．A エコーの干渉、B 電気メス、C 電気メス
e．A エコーの干渉、B エコーの干渉、C 電気メス

> **解 説**

　Aは術野での直接エコーとTEEでの干渉によるアーチファクトである。
　斜めに湾曲した陰影が見られている。
　BとCは電気メスによるアーチファクトを示している。
　最近のエコーは電気メスによるアーチファクトは減少してきているが、術野に近いところの電気メスではアーチファクトが強く表れることもある。
　Bではカラードプラーでの中央の陰影が、CではBモードにおける点状の陰影が見られている。

　　　　　　　　　　　　　　　　　　　　答え　d

B. 心臓基本構造

B-1 僧帽弁構造

重要性　基本 ★★☆☆☆ 高度
難易度　やさしい ★★☆☆☆ 難しい
希少度　よく見る ★★★★☆ まれ

問題　37歳、男性。感染性心内膜炎の診断で抗生剤治療を受けていた。僧帽弁逆流が残存したため手術が予定された。麻酔導入後のTEE所見である。正しいのはどれか。

a．僧帽弁前尖と後尖の接合部からの逆流が主である。
b．僧帽弁逆流は中等度である。
c．僧帽弁前尖a2の逸脱である。
d．僧帽弁前尖a2とa1の逸脱である。
e．僧帽弁前尖の穿孔である。

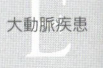

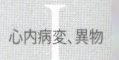

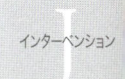

> **解説**

感染性心内膜炎による僧帽弁前尖の穿孔である。
ちなみに穿孔は2か所に見られている。
逆流の程度は重度であるが、腱索や弁尖部rough zoneの組織は保持されている。
この症例では自己心膜を使用したパッチ閉鎖術で修復された。

答え　e

B. 心臓基本構造

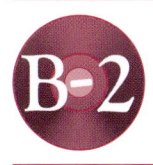

B-2 大動脈弁構造

重要性　基　本　★★☆☆☆　高　度
難易度　やさしい　★☆☆☆☆　難しい
希少度　よく見る　★★☆☆☆　ま　れ

問題　38歳、男性。大動脈弁形成術が予定された症例での麻酔導入後のTEE所見である。誤っているのはどれか。

a．左冠尖と右冠尖が癒合した先天性二尖弁である。
b．無冠尖が逸脱して逆流が生じている。
c．逆流の程度は中等度である。
d．僧帽弁前尖がflutteringしている可能性がある。
e．右冠動脈開口部と左冠動脈開口部は正常よりも近い位置にある。

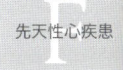

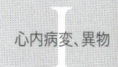

解説

　先天性大動脈二尖弁の症例である。

　先天性二尖弁は0.5-1％に見られ、男性に多いとされている。

　50％以上は右冠尖と左冠尖の癒合であり、大動脈弁逆流から加齢とともに狭窄症状を合併してくる症例が多い。左冠動脈起始部の位置は左側方に寄り、右冠動脈起始部との間の角度は90°近くとなる。

　45％程度が無冠尖と右冠尖の癒合であり、若年時より狭窄症状を発症することが多い。左冠動脈起始部の位置は画面上の上方へ寄り、右冠動脈起始部との間の角度は180°近くとなる。

　左冠尖と無冠尖の癒合は1％程度である。

答え　b

B. 心臓基本構造

B-3 心房構造（1）

重要性　基本　★★★☆　高度
難易度　やさしい　★★★☆　難しい
希少度　よく見る　★★★☆　まれ

問題　72歳、男性。弓部大動脈瘤に対して弓部大動脈グラフト置換術が施行された。人工心肺離脱直後、人工心肺離脱15分後、閉胸前のTEEでの心房中隔の所見である。誤っているのはどれか。

a．心房中隔瘤を認める。
b．心房中隔が左房側に動くのは通常拡張期である。
c．人工心肺離脱直後は収縮期に右房側に動いている。
d．人工心肺離脱15分後は右心不全を認める。
e．閉胸前は左心不全を認める。

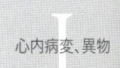

解 説

心房中隔の動きを観察している。

正常では収縮期に右房側へ、拡張期に左房側へ動くことになる。

人工心肺離脱直後は収縮期に右房側へ、拡張期に左房側へ動いており正常の動きである。

人工心肺離脱15分後は心腔内空気が右冠動脈を一部閉塞させたため、拡張期だけでなく収縮期も左房側に心房中隔が動いており右心不全となっている。

閉胸前は収縮期と拡張期ともに、心房中隔が右房側に動く左心不全になっている。

心房中隔瘤は心房中隔が収縮期と拡張期に大きく変動する疾患で、主に10mm以上変動するような症例といわれており1％程度に見られる。

心房中隔瘤を合併していると、卵円孔が開存(PFO)していることが70-80％で認められるといわれている。

もっともPFOは普通でも20-30％の症例で開存しているともいわれている。

この症例での心房中隔の変動は心房中隔瘤ではない。

答え　a

B. 心臓基本構造

B-4 心房構造（2）

重要性　基本　★★★☆☆　高度
難易度　やさしい　★★★★☆　難しい
希少度　よく見る　★★★★☆　まれ

問題　42歳、女性。感染性心内膜炎からの急性僧帽弁逆流に対して僧帽弁形成術が施行された。その時の人工心肺離脱前のTEE画像である。誤っている所見はどれか。

a．左心耳に血栓が見られる。
b．左心耳に櫛状筋が見られる。
c．左心耳にもやもやエコーが見られる。
d．左心耳に微小空気が見られる。
e．左心耳が反転している。

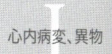

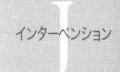

> **解説**

　左心耳が反転して、血栓が存在しているような画像が観察されている。

　左心耳は血栓の好発部位であるが、血栓の場合は心耳先端に付着して浮遊している像となる。

　この症例では左心耳先端側が浮遊しているような画像であり、通常の血栓像とは異なる。

　櫛状筋、もやもやエコー、微小空気が左心耳内で観察されている。

答え　e

B. 心臓基本構造

B-5 心室構造

重要性　基本　★★☆☆☆　高度
難易度　やさしい　★★★☆☆　難しい
希少度　よく見る　★★★★☆　まれ

問題　62歳、男性。陳旧性心筋梗塞に対して修復術が施行された症例での人工心肺離脱後のTEE所見である。誤っているのはどれか。

a．僧帽弁輪形成術が施行されている。
b．人工リングが装着されている。
c．人工腱索が装着されている。
d．左室前壁中隔にパッチが装着されている。
e．左室心尖部にパッチが装着されている。

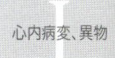

解説

　前下行枝閉塞による左室心室瘤に対して左室形成術（SAVE手術）が施行された症例である。

　心尖部を切開して左室内前壁中隔から心尖部にパッチを装着して左室縫縮を施行している。

　虚血性僧帽弁逆流に対して僧帽弁輪形成術として、全周性の人工リングが装着されている。

答え　c

B. 心臓基本構造

B-6 心外膜構造（1）

重要性 基本 ★★☆☆☆ 高度
難易度 やさしい ★★★☆☆ 難しい
希少度 よく見る ★★★☆☆ まれ

問題 60歳、男性。心不全のため弁手術が予定された。麻酔導入後のTEE画像である。誤っている所見はどれか。

a．中等度以上の大動脈弁逆流が観察される。
b．中等度以上の三尖弁逆流が観察される。
c．中等量以上の心嚢液が貯留している。
d．中等量以上の胸水が貯留している。
e．冠静脈洞が拡大している。

> **解説**

　中等量以上の大動脈弁逆流と三尖弁逆流が観察される。
　中等量以上の心嚢液が貯留しており、心膜斜洞や心膜横洞にも貯留液が認められる。
　冠静脈洞が拡大しており、左心耳横に大心静脈洞が観察されているが、左上大静脈遺残 (PLSVC) は認めなかった。

　冠静脈洞は三尖弁直上の左房へ向かう方向から右房へと開口している。
　TEEの四腔断面像からややretroflexした状態で、プローブをゆっくりと抜いていくと観察できる。
　そのまま長軸像へと回転させていくと、左房の後面（左側）下部に冠静脈洞が観察できる。
　冠静脈洞は右冠動脈後下行枝と平行に走行する中（前）心臓静脈と、左前下行枝と平行に走行する大心臓静脈に分岐する。
　そのため、逆行性冠灌流カニューレを深く入れすぎると、右冠動脈領域には心筋保護液が灌流されないことになる。
　また、カニューレ挿入で冠静脈洞を損傷すると、左房後面の心膜斜洞に血腫ができることになる。

　　　　　　　　　　　　　　　　　　　答え　d

B. 心臓基本構造

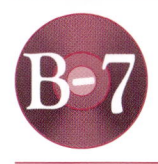

B-7 心外膜構造（2）

重要性　基本　★★★☆　高度
難易度　やさしい　★★★★☆　難しい
希少度　よく見る　★★★★☆　まれ

問題　62歳、男性。大動脈弁狭窄症に対して大動脈弁置換術および上行大動脈グラフト置換術が施行された。人工心肺離脱前の心拍再開後のTEE所見である。正しい所見はどれか。

a．左房内に血栓が見られる。
b．心膜横洞に多量の貯留液が見られる。
c．心膜斜洞に多量の貯留液が見られる。
d．大動脈解離が起こっている。
e．大動脈紅機械弁が使用されている。

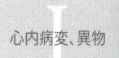

> **解説**

　左房後方に多量の貯留液を認めた。
　この位置は心膜斜洞であり、逆行性冠灌流カニューレ挿入時に冠静脈洞を損傷してしまったため、心拍再開により冠静脈血液が貯留したと考えられる。
　心膜斜洞は肺静脈と左房に挟まれた比較的狭い空間である。

答え　c

B. 心臓基本構造

B-8 心外膜構造（3）

重要性　基　本　★★☆☆☆　高　度
難易度　やさしい　★★☆☆☆　難しい
希少度　よく見る　★★☆☆☆　ま　れ

問題　66歳、男性。大動脈瘤に対して弓部グラフト置換術が予定された。麻酔導入後のTEE画像である。誤っている所見はどれか。

a．左冠動脈前下行枝と回旋枝が見られる。
b．心膜斜洞が見られる。
c．大動脈弁逆流が見られる。
d．大動脈解離が見られる。
e．肺動脈内にカテーテル類が見られる。

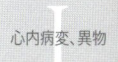

解説

慢性大動脈解離症例のTEE画像である。

肺動脈内にはカテーテルらしき人工物画像が見られる。

中等度の大動脈逆流も観察されている。

上行大動脈のバルサルバ洞から左冠動脈主幹部から前下行枝と回旋枝が分岐するところまでが明瞭に描写されている。

この肺動脈、大動脈そして左房に囲まれた部位に見られる空間は心膜横洞である。

左心耳と間違えないように注意する。

答え　b

C. 心機能

C-1 左室収縮能（1）

重要性　基　本　★★☆☆☆　高　度
難易度　やさしい　★★★☆☆　難しい
希少度　よく見る　★★★☆☆　まれ

問題　72歳、男性。左室形成術および冠動脈バイパス術が予定された症例での、麻酔導入後および術後のTEE画像である。麻酔導入後のTEE画像で誤っている所見はどれか。

a．左室腔は拡大している。
b．左室壁は一部菲薄化している。
c．左冠動脈前下行枝領域の壁運動異常が主たる病変である。
d．右冠動脈領域の壁運動は正常である。
e．バチスタ手術の適応である。

> **解説**

左室腔は拡大しており、左冠動脈前下行枝領域と考えられる心室中隔上部から上壁部にかけて、dyskinesisからakinesisとなっている。

一部は心室瘤となっていると考えられる。

右冠動脈繪領域は正常の壁運動である。

この症例では瘤化した部位を切開して、左室内にパッチを装着するSAVE手術の適応と考えられる。

答え　e

■ **左室形成術**

拡張型心筋症や心筋梗塞により拡大した左室の予後を決定する因子として左室収縮末期容積が重要であることがわかり、左室縮小形成術(surgical ventricular restoration)が施行される症例が増加している。

最初は、左室の自由壁である乳頭筋に挟まれた側壁を切除するBatista手術が施行されていた。しかし、回旋枝領域である側壁部位のみが心筋梗塞となる症例が少ないことから、最近はあまり適応となることはない。最も心筋梗塞となりやすい前下行枝領域の心筋梗塞では、前壁中隔領域から心尖部が壊死となることからその部位に円形パッチを当てて左室容量を減少させるDor手術が施行されるようになってきた。ただ、あまり大きな円形パッチを装着すると左室長軸方向の容量が減少してしまうため、長方形のパッチを前壁中隔から心尖部に装着して長軸方向の容積を保持するseptal anterior ventricular exclusion (SAVE) 手術が現在の主流となっている。

C. 心機能

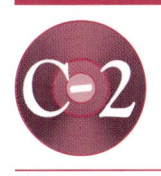

C-2 左室収縮能 (2)

重要性　基　本　★★☆☆　高　度
難易度　やさしい　★★☆☆　難しい
希少度　よく見る　★★★☆　ま　れ

問題　72歳、男性。人工心肺使用下に冠動脈バイパス術と形成術が予定された。麻酔導入後のTEE画像である。正しい組み合わせはどれか。

a．左室心筋全体の菲薄化、左冠動脈前下行枝領域壁運動異常、駆出率低下
b．左室心筋全体の菲薄化、左冠動脈前下行枝領域壁運動異常、駆出率正常範囲
c．左室心筋全体はほぼ正常範囲、右冠動脈領域壁運動異常、駆出率低下
d．左室心筋全体はほぼ正常範囲、左冠動脈領域壁運動異常、駆出率正常範囲
e．左室心筋全体はほぼ正常範囲、左冠動脈前下行枝領域壁運動異常、駆出率低下

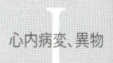

> **解説**

　左室左冠動脈前下行枝領域の心室瘤に対して、SAVE手術と冠動脈バイパス術が予定された症例である。

　左室心筋は全体的に菲薄化しているが、心室瘤部位以外の収縮性は正常範囲内である。

答え　b

C. 心機能

C-3 左室拡張能

重要性	基本	★★★☆☆	高度
難易度	やさしい	★★★☆☆	難しい
希少度	よく見る	★★★☆☆	まれ

問題 38歳、女性。緊急で心臓移植手術が予定された。麻酔導入後のTEE画像である。誤っている所見はどれか。

a．左室拡張能が制限されていると推測できる。
b．冠静脈洞出口付近にカテーテル類が確認できる。
c．右房内に複数のカテーテル類が確認できる。
d．左室補助装置（LVAD）が装着されているのが確認できる。
e．左房が拡大している。

解　説

　拘束性心筋症 (restrictive cardiomyopathy) の症例である。
　右房内には複数のリード線が確認される。
　両心室再同期療法 (CRT) が挿入されていた。
　リード線は右房壁、右室壁そして冠静脈洞から大心静脈を通過して左室壁へ装着されている。
　左室流入波形は拘束性パターンを示している。
　左室拡張障害のため左房は拡大している。

　　　　　　　　　　　　　　　　　　　　答え　d

左室流入波形

　左室流入波形は僧帽弁弁尖部にてパルスドプラー (PWD) で計測するが、心疾患をもった高齢者ではほとんどがA波の増高したいわゆる弛緩能低下の波形を示す。拡張能が大きく低下してくるとE波が増高した偽正常化から拘束型の波形を示してくる。拡張能の指標としてTEEの有用性を表している。
　しかし、左室への流入波形は前負荷増加によっても偽正常化へと変化することや、僧帽弁逆流症例でも同様の変化を示すことから注意が必要である。弁輪部組織ドプラーでの計測や肺静脈流入波形と併せて評価診断することが必要となる。

	正常	弛緩能低下	偽正常化	拘束型
PWD波形	E/A波形	E/A波形	E/A波形	E/A波形
E/A	0.75–1.5	–0.75	0.75–1.5	1.5–
DT (msec)	140–220	220–	140–220	–140

C. 心機能

C-4 右室機能

重要性	基 本	★★☆☆☆	高 度
難易度	やさしい	★★☆☆☆	難しい
希少度	よく見る	★★☆☆☆	まれ

問題

38歳、男性。心臓移植手術で人工心肺離脱後の術中TEE画像である。体血圧105/68mmHg、心拍数100bpmであったのが、閉胸しようとしたところ体血圧78/52mmHg、心拍数120bpmとなった。この時の正しい処置はどれか。

a．NO吸入を開始する。
b．輸血量を増加する。
c．血小板輸血を開始する。
d．ドパミン持続静注を増量する。
e．1回換気量を増加させる。

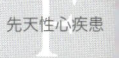

> **解 説**

心臓移植後の右心不全である。

心臓移植前は左心不全、低心拍出量のため肺血管床が減少している。

そのため急激に心拍出量が増加すると，肺血管抵抗からの右心不全となることが多く見られる。

閉胸前の刺激により心拍出量が増加して、心房中隔壁が左房側に大きく張り出している。

右心不全に対する対応として、NO吸入、ニトログリセリン持続静注などが有効となる。

心拍出量を抑制する対応も考えられる。

輸液輸血を増加させることやドパミン増量などは右心不全を悪化させる可能性が高い。

血小板輸血は無関係である。

換気条件の設定変更により、肺血管抵抗が低下する可能性もあるが、単純に1回換気量増加させることは右心不全を悪化させる可能性が高い。

答え　a

C. 心機能

C-5 心外膜構造物

重要性　基本　★★★☆☆　高度
難易度　やさしい　★★★★☆　難しい
希少度　よく見る　★★★★☆　まれ

問題　45歳、女性。心臓腫瘍の診断で開心術が予定された。麻酔導入後のTEE所見である。正しいのはどれか。

a．左房に付着した腫瘍である。
b．腫瘍はカリフラワー様に不正である。
c．粘液腫が疑われる。
d．心房中隔に付着している。
e．右房内にカテーテルもしくはリード線様の構造物が見られる。

解説

右房壁と心膜に付着したhemangioma（血管腫）であった。
腫瘍内部は比較的均一であり、表面は滑らかである。
Bi-caval画像では右房内の狭窄は見られていない。
3D TEE画像からも右房外側と心膜の間の腫瘍であることがわかる。
心臓表面から心外膜に付着して見られる腫瘍としては脂肪腫、平滑筋腫、血管腫などが挙げられる。

右心房内には肺動脈カテーテルが挿入されているのが確認できる。

答え　e

D. 弁疾患

D-1 僧帽弁逆流（1）

重要性　基　本　★★☆☆☆　高　度
難易度　やさしい　★★☆☆☆　難しい
希少度　よく見る　★★☆☆☆　まれ

問題　感染性心内膜炎から僧帽弁逆流を生じた、42歳、女性のTEE画像である。誤っているのはどれか。

a．僧帽弁前尖に疣贅の付着が見られる。
b．疣贅は比較的新しいため、塞栓を生じる可能性が高い。
c．3D TEE画像では疣贅付着部位がわかりやすい。
d．a3部位の逸脱が見られる。
e．僧帽弁形成術の適応である。

解説

　僧帽弁の感染性心内膜炎で疣贅が付着した、僧帽弁逆流症例のTEE画像である。僧帽弁前尖a3領域に疣贅付着が見られ、severeな逆流が観察される。僧帽弁逆流部位の同定では、commissural viewとlongitudinal viewの直行する2方向から観察して評価診断することが簡便である。この症例での疣贅は高輝度であり、ある程度固定された陳旧性であることが予測される。

　Commissural viewでは逸脱部位の同定を行う。
　左房に逸脱している部位が1、2、3のどの部位か、もしくは内後側、外前側交連部かを判別する。後尖逸脱は上方左房内に浮いた状態で観察される。
　カラーモードで観察するとa1、a3の逸脱では左房外側に向かう逆流が、p1、p3の逸脱では左房内側に向かう逆流が観察される。交連部の逸脱でも左房内側に向かう逆流となる。

　長軸像では後尖もしくは前尖の逸脱を判別する。
　基本的にはカラーモードでは前尖逸脱で左房後壁側へ逆流が、後尖逸脱で左房前壁側へ逆流が向かうことになる。
　しかし、後尖のp1、p3の付着部位が大きい症例もあり、そうした症例ではp1、p3の逸脱でも垂直方向もしくは後壁方向に向かう逆流となることもある。
　交連部逸脱での方向も後方から垂直、時に前方へと向かうようにさまざまである。
　逸脱部位が交連部を中心とする症例ではその形状から後尖や前尖を巻き込んでいないかどうかを判断する。

　3D TEE画像による評価診断により、交連部を含む逸脱部位の同定が容易となってきた。
　前尖のa1、a3の一部が含まれているのかどうかの判断は3D以外ではわかりにくい症例もある。

答え　b

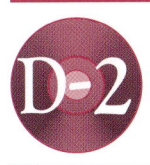

D. 弁疾患

D-2 僧帽弁逆流(2)

重要性　基　本　★★★☆☆　高　度
難易度　やさしい　★★★☆☆　難しい
希少度　よく見る　★★★★☆　まれ

問題　52歳、男性。僧帽弁手術が予定された。麻酔導入後のTEE所見である。正しいのはどれか。

a．僧帽弁逆流は軽度である。
b．左上大静脈遺残(PLSVC)が見られる。
c．左房内に隔壁が見られる。
d．冠静脈洞が狭小化している。
e．心房中隔欠損口が見られる。

> **解 説**

僧帽弁はmoderate以上の逆流と狭窄を認めている。
冠静脈洞は軽度拡大しているがPLSVCは認めていない。
心房中隔欠損口も見られない。

　三心房心は肺静脈環流異常による共通肺静脈が左房後壁に副腔 (accessory chamber) として形成されることにより、左房腔が2つになるタイプが最も多い。
　この症例は共通肺静脈の副腔から左房に流れるタイプで、チアノーゼはなく最もよく見られる。
　その他、副腔から右房を介して左房に流入するタイプ (チアノーゼを合併する) などがある。
　右房内に隔壁があるタイプ (冠静脈環流部位での隔壁) もまれにある。

答え　b

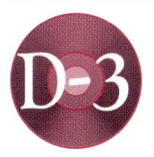

D. 弁疾患

D-3 僧帽弁逆流 (3)

重要性　基　本　★★☆☆☆　高　度
難易度　やさしい　★★☆☆☆　難しい
希少度　よく見る　★★☆☆☆　ま　れ

問題　42歳、男性。僧帽弁逆流症で、僧帽弁形成術が予定された症例でのTEE画像である。正しい所見はどれか。

a．僧帽弁後尖p2の逸脱が認められる。
b．僧帽弁後尖に石灰化を認める。
c．僧帽弁逆流量は中等度と考えられる。
d．左心耳が閉塞されている。
e．左肺静脈還流異常を認める。

> **解説**

僧帽弁後尖p2逸脱症例である。
前尖後尖ともに石灰化は認めない。
左房前壁に沿った逆流が観察されている。
コアンダ効果のため過小評価される可能性もあるが、逆流量は重度と考えられる。
左心耳は閉鎖されていないが、左心耳先端部位に微小空気の混ざった血流腔を認めている。
この症例では左上大静脈遺残 (PLSVC) を伴っていた。

答え　a

D. 弁疾患

D-4 僧帽弁逆流（4）

重要性　基本　★☆☆☆☆　高度
難易度　やさしい　★★☆☆☆　難しい
希少度　よく見る　★★☆☆☆　まれ

問題　42歳、女性。僧帽弁形成術が予定された症例での3D TEE画像である。正しい所見はどれか。

a．後尖p3逸脱が主たる病変と考えられる。
b．一部断裂した前尖の腱索が観察される。
c．前尖a2は軽度逸脱している。
d．三尖弁前尖の逸脱が観察される。
e．大動脈弁は三尖弁である。

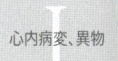

解説

僧帽弁逆流症の3D TEE画像である。

もともと僧帽弁逆流症はリウマチ熱を原因とする病変が多かったが、現在では変成や加齢による弁逸脱（myxomatous degeneration）を病変とする逆流症が多くを占めている。

僧帽弁は主として前尖と後尖の2枚のleafletから形成される。

その両者をつなぐ部位の前外側交連部と後内側交連部にも小さなleafletが付いている。

後尖は外側（p1）、中央（p2）、内側（p3）の3枚のscallopから形成されており、それに相対する前尖も解剖学的便宜上a1、a2、a3と名付けているのがCarpentierの分類であり、外科領域では一般的に使用されている。

弁逸脱部位としては後尖p2、p1、p3の順に多く見られる。
前尖ではa2、a1、a3の順である。
前外側交連部、後内側交連部のleafletもよく逸脱してくる。

答え　c

D. 弁疾患

D-5 僧帽弁逆流 (5)

重要性 基本 ★★☆☆ 高度
難易度 やさしい ★★☆☆ 難しい
希少度 よく見る ★★☆☆ まれ

問題 46歳、女性。急性僧帽弁不全の診断で集中治療室に搬送されてきた。体血圧78/46mmHg、肺動脈圧42/26mmHg、中心静脈圧8mmHgであった。ただちにTEEが施行されたときの所見である。誤っているのはどれか。

a．緊急手術の適応である。
b．僧帽弁後尖p2の逸脱を認める。
c．僧帽弁後尖p1の逸脱を認める。
d．左胸水貯留を認める。
e．頻脈および左室容量が少ないため輸液負荷が必要である。

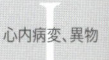

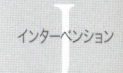

> **解 説**

急性僧帽弁逆流症の症例である。

p2の腱索断裂からの逸脱、p1の逸脱を認めている。

左胸水貯留が確認できる。

急性の僧帽弁閉鎖不全のため緊急僧帽弁形成手術が必要である。

輸液負荷は肺うっ血、肺水腫を増悪させることになるので控える。

答え　e

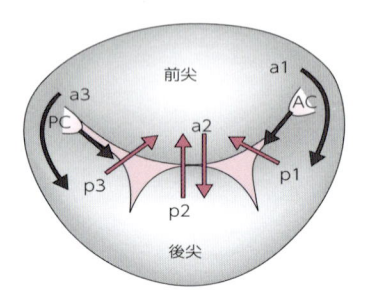

交連部像での僧帽弁逆流flowは、a1、a3では外側もしくは上方に向かうことになる。反対にp1、p3では内側に向かい、交連部逸脱では内側もしくは上方に向かう血流が観察される。

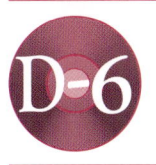

D. 弁疾患

D-6 僧帽弁逆流(6)

重要性	基本 ★★☆☆☆ 高度
難易度	やさしい ★★☆☆☆ 難しい
希少度	よく見る ★★☆☆☆ まれ

問題

72歳、男性。慢性心不全のため両心室再同期療法（CRT）が予定された症例での麻酔導入後のTEE画像である。誤っている所見はどれか。

a．三尖弁逆流を認める。
b．冠静脈洞拡大を認める。
c．左心耳内にリード線を認める。
d．大心臓静脈内にリード線を認める。
e．左上大静脈遺残（PLSVC）を認める。

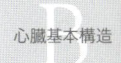

> **解 説**

　冠静脈洞の拡大を認めており、そこに左前腕から注入した微小空気が左上大静脈から流入してきているのが確認できる。中等度以上の三尖弁逆流も認めている。

　大心臓静脈内にリード線を認めるが、左心耳内にリード線が挿入されることはない。

答え　c

D. 弁疾患

D-7 僧帽弁逆流（7）

重要性　基本　★★★☆☆　高度
難易度　やさしい　★★★☆☆　難しい
希少度　よく見る　★★☆☆☆　まれ

問題

42歳、女性。僧帽弁逆流にて弁形成術が予定された症例である。僧帽弁逸脱部位の組み合わせで正しいのはどれか。

a．p3、p2
b．後内側交連部、p3
c．後内側交連部、a3
d．a3、a2
e．p3、a3

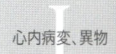

解説

　僧帽弁交連部が含まれる逆流の評価診断は難しいこともある。

　この症例では交連部像で左房内側に向かう逆流がカラーモードで描写されている。

　3D TEE画像で確認すると後内側交連部逸脱とそれに伴うa3の逸脱が観察される。

答え　c

D. 弁疾患

D-8 僧帽弁狭窄

重要性　基本　★☆☆☆☆　高度
難易度　やさしい　★☆☆☆☆　難しい
希少度　よく見る　★★☆☆☆　まれ

問題　62歳、男性。僧帽弁置換手術が予定された症例での麻酔導入後のTEE所見である。正しいのはどれか。

a．僧帽弁逆流症である。
b．原因としてはリウマチ性が最も疑われる。
c．重度の症状が疑われる。
d．人工弁サイズとしては31-33mmが選択される。
e．弁輪部の石灰化が強く見られる。

解説

僧帽弁狭窄症の症例である。

日本では僧帽弁狭窄症に対して毎年1,000症例程度の弁置換術が施行されている。

その成因のほとんどはリウマチ性とされている。

この症例では弁輪部、弁尖部ともに石灰化はほとんど見られていない。

流入部半減時間からの弁口面積は1.4cm^2、圧較差6mmHgであり中等度の狭窄である。

弁輪部のサイズから人工弁は27-29mm前後が選択されることになる。

答え　b

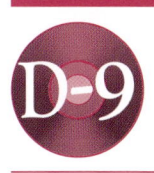

D. 弁疾患

D-9 大動脈弁逆流（1）

重要性　基　本　★★★☆☆　高　度
難易度　やさしい　★★★☆☆　難しい
希少度　よく見る　★★★☆☆　ま　れ

問 題　33歳、男性。大動脈弁輪拡張症（AAE）に対する手術後症例で再手術が予定された。麻酔導入後のTEE画像である。誤っている所見はどれか。

a．自己弁温存手術が施行されている。
b．疣贅の付着が見られる。
c．重度の大動脈弁逆流が観察される。
d．バルサルバ洞様の膨らみをもったグラフトが使用されている。
e．大動脈弁は人工弁置換術の適応である。

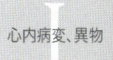

> **解説**

大動脈弁自己弁温存型手術であるDavid (reimplantation) 手術後の大動脈弁逆流症の症例である。

バルサルバ洞様の膨らみをもった人工血管グラフトが使用されている。

無冠尖の先端が折れ曲がっており、重度の大動脈弁逆流が生じている。

Cuspの性状から考えて人工大動脈弁置換術の適応と考えられる。

疣贅の付着は見られない。

答え　b

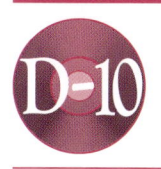

D. 弁疾患

D-10 大動脈弁逆流 (2)

重要性	基　本	★★★☆☆	高　度
難易度	やさしい	★★★☆☆	難しい
希少度	よく見る	★★★☆☆	まれ

問題 大動脈弁逆流 (1) の症例での再手術後の人工心肺離脱前のTEE画像である。誤っている所見はどれか。

a．大動脈弁機械弁置換術が施行されている。
b．左室内腔にベントチューブが挿入されている。
c．壁運動異常が見られるのは心室ペーシングのためである。
d．左室内に空気の貯留が見られる。
e．三尖弁輪に人工リングが装着されている。

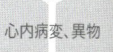

解説

　大動脈弁は人工機械弁に置換されている。

　左室腔内には大量の空気が貯留しており、ベントチューブが左室に挿入されている。

　壁運動異常は右冠動脈領域であり、空気貯留による影響が疑わしい。

　心電図でのリズムは自己脈である。

　三尖弁輪には人工リングによる縫縮術が施行されている。

答え　c

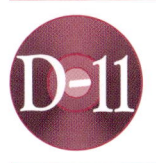

D. 弁疾患

D-11 大動脈弁逆流 (3)

重要性　基　本　★★★☆☆　高　度
難易度　やさしい　★★☆☆☆　難しい
希少度　よく見る　★★★☆☆　ま　れ

問題　58歳、男性。10年前に大動脈弁置換術を受けた症例での麻酔導入後のTEE画像である。正しい所見はどれか。

a．大動脈弁はステント付き生体弁に置換されている。
b．大動脈弁はステントレス生体弁に置換されている。
c．大動脈弁再置換術の必要はないと考えられる。
d．Para-valvular leakageを認める。
e．疣贅の付着を認める。

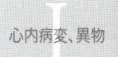

> **解説**

大動脈弁のステントレス生体弁置換術後の症例である。

左冠尖にあたるcuspが損傷しているため重度の大動脈弁逆流を生じている。

再大動脈弁置換術の適応である。

疣贅やpara-valvular leakageは認めない。

答え　b

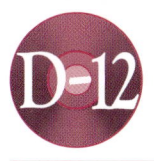

D. 弁疾患

D-12 大動脈弁逆流（4）

重 要 性	基　本	★★☆☆☆	高　度
難 易 度	やさしい	★★☆☆☆	難しい
希 少 度	よく見る	★★★☆☆	まれ

問　題

52歳、男性。大動脈弁の感染性心内膜炎の疑いで緊急手術となった症例のTEE画像である。正しい所見はどれか。

a．大動脈弁は三尖弁である。
b．大動脈弁は弁形成術が望ましい。
c．僧帽弁前尖に感染巣が見られる。
d．大動脈弁輪径は22mm程度である。
e．大動脈弁逆流は軽度である。

解説

大動脈二尖弁に発症した感染性心内膜炎である。

大動脈弁尖には疣贅が付着しており、また高輝度部位もあり疣贅が陳旧性瘢痕として付着していると考えられる。

僧帽弁前尖弁腹に陳旧化した感染巣が見られている。

大動脈弁からの波及と考えられる。

バルサルバ洞にも瘢痕が見られるため、大動脈弁とともに基部置換術が必要となる。

左室流出路径は22mmであるが弁輪径はもう少し大きい。

答え　c

D. 弁疾患

D-13 大動脈弁逆流 (5)

重要性 基本 ★★☆☆ 高度
難易度 やさしい ★★★☆☆ 難しい
希少度 よく見る ★★☆☆☆ まれ

問題 71歳、女性。心臓弁膜症にて手術が予定された症例での麻酔導入直後のTEE所見である。正しいのはどれか。

a．心房粗動を認める。
b．前尖の開口がやや悪い。
c．左室駆出率が低下している。
d．大動脈弁狭窄を認める。
e．左室壁は肥厚している。

> **解 説**

　高度の大動脈弁逆流を認める大動脈弁輪拡張症（AAE）症例での、僧帽弁の可動および左室機能評価である。

　大動脈弁逆流が拡張期全般で僧帽弁前尖に強く当たり揺れを引き起こしているが、心電図では洞調律であり心房粗動ではない。

　逆流量が多いため、左室駆出率は60％以上となっており、左室壁も若干菲薄化している。

　大動脈弁逆流が僧帽弁前尖に当たるため、拡張期の前尖開口が制限されていることが推測される。

　3D TEE画像でも前尖があまり稼働していない様子が見られている。

答え　b

D. 弁疾患

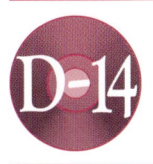

D-14 大動脈弁逆流（6）

重要性　基本　★★★☆☆　高度
難易度　やさしい　★★☆☆☆　難しい
希少度　よく見る　★★☆☆☆　まれ

問題

49歳、男性。大動脈弁逆流に対して大動脈弁置換術が予定された。麻酔導入後のTEE画像である。誤っている所見はどれか。

a．大動脈弁逆流ジェットは僧帽弁弁尖に当たっている。
b．右冠尖先端の逸脱が大動脈逆流の主因である。
c．無冠尖先端が逸脱している。
d．人工弁のサイズは19mmが至適となる。
e．左室腔は拡大している。

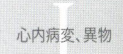

> **解 説**

大動脈弁のcuspを長軸像で観察すると、右冠尖と無冠尖の先端が逸脱していることがわかる。

両者の接合部を見ると右冠尖の逸脱がより左室側に落ち込んでおり、大動脈弁逆流ジェットは大動脈前方より僧帽弁弁尖に向かっている。

高度の大動脈弁逆流のため左室腔は拡大している。

大動脈弁輪径は24mmであるが弁輪上部は29mmあるので、人工弁サイズは体型的にも23mm程度はほしいところである。

答え　d

D. 弁疾患

D-15 大動脈弁逆流（7）

重要性　基本　★★☆☆☆　高度
難易度　やさしい　★★☆☆☆　難しい
希少度　よく見る　★★☆☆☆　まれ

問題　63歳、男性。弁疾患のため手術が予定された。麻酔導入後のTEE画像である。正しい所見はどれか。

a．僧帽弁前尖の逸脱が原因である。
b．僧帽弁前外側交連部逸脱が原因である。
c．僧帽弁後内側交連部逸脱が原因である。
d．僧帽弁後尖の逸脱が原因である。
e．大動脈弁逆流が原因である。

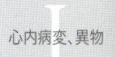

解説

　僧帽弁は拡張期に前尖の開口が制限されて、逸脱しているように見える。
　また、フラッタリングを起こしている。
　原因として大動脈弁輪拡張症（AAE）からの重度の大動脈弁逆流が引き起こしている。

答え　e

D. 弁疾患

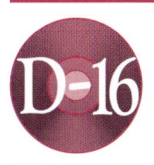

D-16 大動脈弁逆流（8）

重要性	基　本	★★☆☆☆	高　度
難易度	やさしい	★★☆☆☆	難しい
希少度	よく見る	★★☆☆☆	ま　れ

問題

29歳、男性。麻酔導入後のTEE画像である。正しい所見はどれか。

a．重度の大動脈弁逆流症
b．重度の大動脈弁狭窄
c．重度の僧帽弁逆流
d．上行大動脈解離
e．下行大動脈解離

解 説

胸部下行大動脈において汎拡張期逆流が見られる。
一般には重症弁逆流を示す。
特に近位側腹部大動脈での汎拡張期逆流は、重症大動脈弁逆流を感度100％特異度97％で診断しうるとされる。

二尖弁による逆流の原因は、この症例のようにストレスによる弁尖の過伸展からの弁尖の逸脱がほとんどである。
また、二尖弁に伴う逆流の特徴は、この症例のように逆流ジェットが偏在的であるという点であり、これはリウマチ性や硬化性の弁逆流と異なる。

答え　a

D. 弁疾患

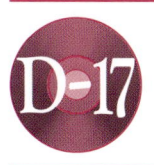

D-17 大動脈弁狭窄（1）

重 要 性　基　本　★★★☆☆　高　度
難 易 度　やさしい　★★★☆☆　難しい
希 少 度　よく見る　★★☆☆☆　まれ

問題　大動脈弁置換術が予定された体表面積（BSA）1.6m²の、65歳、男性のTEE画像である。誤っているのはどれか。

a．弁輪径21mm前後の狭小弁輪である。
b．収縮期最大圧較差100mmHg以上の大動脈弁狭窄を認める。
c．Ⅱ/4度以上の大動脈弁逆流を認める。
d．ST junctionを切開する可能性が高い。
e．弁輪部の石灰沈着は同年齢男性に比べて少ない。

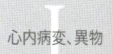

> **解 説**

弁輪径21mmの狭小弁輪である。弁輪上部でも23mm程度しかなく、ST junctionも18 mmと狭い。

体格から考えても21mm程度のサイズの人工弁が必要である。

弁輪拡大術が同時に必要と考えられる。

大動脈弁逆流もⅡ/4度以上が認められている。

弁輪部石灰化は高度であり、はがすのに難渋することが予測される。

答え　e

大動脈弁置換術に使用される人工弁

機械弁、ステント付き生体弁、ステントレス生体弁、ホモグラフトそしてRoss手術で使用される自己肺動脈弁などがある。

10-20年ほど前に、狭小弁輪で有効弁口面積を大きく確保することができるステントレス生体弁が一時的に流行ったが、感染性心内膜炎の発症、cuspの損傷など長期予後があまり良くないことがわかり使用が激減した。

したがって、ステント付き生体弁、機械弁での大動脈弁置換術が大半を占めることになる。10年ほど前までは、機械弁が15年以上の長期予後が良好なため60%以上を占めていた。機械弁では継続的な抗凝固療法が必要なため70歳以上の高齢者では生体弁が選択されることも多かった。最近は生体弁が低圧加熱処理技術の向上により、長期的予後が良好となってきたこともあり、生体弁使用が65%以上を占めるようになってきている。65歳以上では生体弁が選択される症例がほとんどである。

MEMO

現在、日本では年間7,000症例程度の大動脈弁狭窄症に対する弁置換術が施行されている。今後、高齢者の増加や先天性二尖弁症例での弁置換適応の拡大などから、大動脈弁狭窄症に対する弁置換術は増加していくことが予想される。カテーテル治療による大動脈弁置換術を含めて、生体弁の適応が増加していくことが推測される。

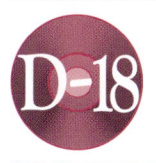

D. 弁疾患

D-18 大動脈弁狭窄（2）

重 要 性	基　本	★★☆☆☆	高　度
難 易 度	やさしい	★★☆☆☆	難しい
希 少 度	よく見る	★★☆☆☆	まれ

問　題　78歳、体表面積（BSA）1.3m^{2}の男性。大動脈弁狭窄症に対して生体弁置換術が施行された。誤っている所見はどれか。

a．弁輪上部への装着が施行された。
b．サイズ23mmの生体弁が装着された。
c．ST junctionの切開拡大術が施行された。
d．Trans-valvular leakageを認める。
e．左房内に空気の貯留を認める。

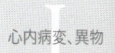

> **解　説**

　大動脈弁輪部の狭小弁輪に対する生体弁置換術の症例である。

　当然、弁輪上部に装着されたのだが、弁輪上部でも23mmしかないため、カフ付き生体弁で最小サイズ19mmでもカフ部を加えると24mm必要である。

　したがってこの症例では弁輪拡大術（Nicks法）が施行されている。

　また、ST junctionも小さいためパッチ拡大術も施行されている。

　狭小部位に生体弁を装着したためcuspの歪みからtrans-valvular leakageが生じている。

　左房内に飛来する空気を認めている。

答え　b

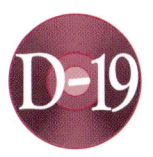

D. 弁疾患

D-19 大動脈弁狭窄 (3)

重要性　基　本　★★☆☆☆　高　度
難易度　やさしい　★★★☆☆　難しい
希少度　よく見る　★★★☆☆　まれ

問題

48歳、女性。大動脈弁狭窄のため大動脈弁置換術が予定された。麻酔導入後の体血圧85/45mmHg時のTEE画像である。正しい所見はどれか。

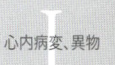

a．左冠尖と無冠尖が癒合した先天性二尖弁である。
b．サイズ16mm機械弁の適応と考えられる。
c．弁輪部拡大術が必要と考えられる。
d．左室内腔拡張圧は14mmHgと推測される。
e．弁輪部の石灰化が高度と考えられる。

> **解 説**

　右冠尖と無冠尖が癒合した先天性二尖弁であり、上部（画面では下部）弁接合部は石灰沈着が著しいが、弁輪部全体で見ると石灰化は少ないと考えられる。

　弁輪上部経は17mmしかなく弁輪拡大術が必要である。

　サイズ16mmの機械弁でもカフ部を合わせると21mmの弁輪上部経が必要である。

　左室内腔収縮期圧は圧較差が70mmHgあるので150mmHg以上と推測されるが、拡張期圧はわからない。

　大動脈弁輪拡大が必要なためNicks拡大術が施行された。

答え　c

D. 弁疾患

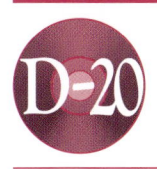

D-20 大動脈弁狭窄（4）

重要性　基　本　★★☆☆☆　高　度
難易度　やさしい　★★★☆☆　難しい
希少度　よく見る　★★★☆☆　まれ

問題　大動脈弁狭窄(3)の症例での大動脈弁置換術直後のTEE画像である。誤っている所見はどれか。

a．生体弁が装着されている。
b．弁輪上部に装着されている。
c．左冠動脈血流が確認される。
d．Para-valvular leakageが観察される。
e．Trans-valvular leakageは観察されていない。

解　説

この症例ではカフ付き生体弁が弁輪上部に装着されている。左冠動脈血流が確認される。

パッチ拡大部に若干のカラーモザイクが見られるが、明らかなparaやtransのvalvular leakageは確認されない。

答え　d

Nicks法
Mnnugan法
Konno法

Nicks法は狭小弁輪に対する弁輪拡大術のひとつで無冠尖を切開パッチ拡大する方法であり、人工弁をひとつ上のサイズに上げるときに行われる。

2サイズ以上大きい弁を挿入したいときには無冠尖と左冠尖の間を切開してパッチ拡大するMnnugan法が用いられる。

さらなるサイズアップが必要な小児などの症例や弁下部狭窄の症例では、右冠尖を切開パッチ拡大するKonno法が適応となる。

D. 弁疾患

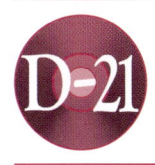

D-21 大動脈弁狭窄 (5)

重要性 　基　本　★★☆☆☆　高　度
難易度 　やさしい　★★☆☆☆　難しい
希少度 　よく見る　★★☆☆☆　まれ

問題 78歳、男性。大動脈弁狭窄症に対して大動脈弁置換術が予定された症例での麻酔導入後のTEE画像である。誤っている所見はどれか。

a．サイズ23-25mmのカフ付き人工弁が適応と考えられる。
b．圧較差は少ない。
c．弁狭窄の程度はわからない。
d．心収縮力は維持されている。
e．心筋壁は肥厚している。

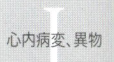

> **解　説**

　心収縮力が低下した左心機能の大動脈弁狭窄症である。

　弁輪径は26mm、弁輪上部で29mmの大きさがあるので、23-25mmのカフ付き人工弁の適応と考えられる。

　圧較差は36mmと小さいが、左室駆出率は低下しており、弁狭窄の程度は評価できない。

　左室内腔は拡大してきているが心筋壁は肥厚しており、大動脈弁狭窄末期の拡張相まではなっていない。

答え　d

D. 弁疾患

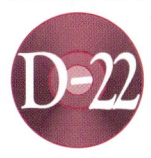

D-22 大動脈弁狭窄(6)

重要度　基本　★★★☆☆　高度
難易度　やさしい　★★★☆☆　難しい
希少度　よく見る　★★☆☆☆　まれ

問題　75歳、男性。大動脈弁狭窄症にて手術が予定された。術前のTEE所見から、弁口面積を計算して最も近い数字を選べ。

a．0.45cm^2
b．0.65cm^2
c．0.85cm^2
d．1.05cm^2
e．1.25cm^2

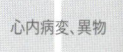

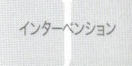

解 説

深経胃長軸像での左室流出路でのドプラースペクトルである。

輝度が高く、低い流速の部分は左室流出路の血流である。

輝度が低く、高い流出の部分が大動脈弁狭窄部での加速血流である。

狭窄弁を通過する血流と弁直前の血流についてstroke volumeは等しい（血流連続の原理）より、

$CSA_{AV} \times VTI_{AV} = CSA_{LVOT} \times VTI_{LVOT}$

Where CSA = cross-sectional area VTI
　　　　　 = velocity-time integral

TEE画像より

$VTI_{AV} = 110$ cm

$VTI_{LVOT} = 24.7$ cm

$CSA_{LVOT} = (2.46/2)^2 \pi = 4.75$ cm^2

ゆえに、$CSA_{AV} = 4.75 \times 24.7 \div 110 = 1.067$ cm^2

答え　d

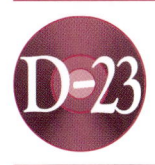

D. 弁疾患

D-23 三尖弁逆流

重要性　基　本　★★☆☆☆　高　度
難易度　やさしい　★★☆☆☆　難しい
希少度　よく見る　★★☆☆☆　まれ

問題　62歳、女性。僧帽弁置換術および三尖弁輪人工リング縫縮術が予定された症例での麻酔導入直後のTEE画像である。正しい所見はどれか。

a．収縮期の右房圧は左房圧より低い。
b．三尖弁逆流は軽度 (mild) と考えられる。
c．三尖弁は弁輪形成術後と考えられる。
d．僧帽弁狭窄は軽度 (mild) と考えられる。
e．僧帽弁は交連部切開術後と考えられる。

> **解　説**

　収縮期に心房中隔が左房側に向かって張り出している。
　三尖弁逆流が重度のため、右房圧が収縮期に高くなっていることが推測される。
　三尖弁弁尖部は十分あるため人工リングを使用した形成術の適応と考えられる。
　僧帽弁狭窄は重度であり、両側交連部から少量の逆流が観察されている。
　交連部切開術後の可能性が高い。

答え　e

E. 大動脈疾患

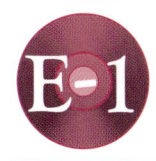

E-1 大動脈アテローマ

重要性	基　本	★★☆☆☆	高　度
難易度	やさしい	★★☆☆☆	難しい
希少度	よく見る	★★☆☆☆	まれ

問題　66歳、男性。大動脈瘤グラフト置換手術が予定された症例での麻酔導入後のTEE画像である。正しい所見はどれか。

a．Katzの分類のGrade 3である。
b．Katzの分類のGrade 4である。
c．モバイルプラークは見られない。
d．動脈硬化病変は限局的と考えられる。
e．下行大動脈の画像である。

解説

モバイルプラークが見られている。
Katzの分類ではGrade 5となる。
動脈硬化病変が広範囲に見られている。

答え　e

Katzの分類

| Grade 1：正常 |
| Grade 2：内膜の肥厚3mm以下 |
| Grade 3：大動脈腔への突出5mm以下 |
| Grade 4：　　〃　　5mm以上 |
| Grade 5：可動性のある粥腫 |

E. 大動脈疾患

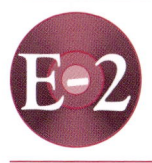

E-2 大動脈解離（1）

重要性　基　本　★★☆☆☆　高　度
難易度　やさしい　★★☆☆☆　難しい
希少度　よく見る　★★☆☆☆　まれ

問題　71歳、男性。弓部大動脈瘤解離のため緊急手術が予定された症例での麻酔導入後のTEE所見である。下肢静脈血栓のためIVCフィルターが挿入されていた。このTEE画像で誤っている所見はどれか。

a．Stanford A型解離が疑われる。
b．DeBakey Ⅲ型の逆行性解離が疑われる。
c．下行大動脈解離腔は血栓閉鎖している。
d．心室中隔瘤が見られる。
e．卵円孔開存（PFO）が疑われる。

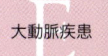

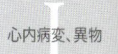

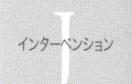

> **解説**

下行大動脈は解離しており、解離腔は血栓閉塞している。
弓部から上行大動脈に向かって新しい解離腔が見られる。
弓部大動脈小弯側にエントリーらしき血流が見られ、DeBakey Ⅲ型の逆行性解離が最も疑われる症例である。
Stanford分類ではA型ということになる。
心房中隔瘤が見られており、PFOが疑われる。

答え　d

E. 大動脈疾患

E-3 大動脈解離（2）

重要性	基　本　★★☆☆☆	高　度
難易度	やさしい　★★☆☆☆	難しい
希少度	よく見る　★★☆☆☆	まれ

問題　大動脈解離（1）の症例での、人工心肺開始直前の脱血管挿入時のTEE画像である。正しい所見はどれか。

a．肝静脈にカテーテルが挿入されている。
b．下大静脈は軽度拡大している。
c．右房から脱血管が挿入されている。
d．右房内で血栓が浮遊している。
e．ユーキタス (eustachian) 弁が見られる。

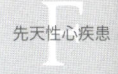

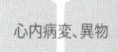

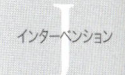

> **解説**

　大腿動脈から下行大動脈にカニュレーションが行われている。

　この症例では下大静脈フィルターが挿入されており、その金属の間隙からカニューレが挿入されている。

　下大静脈内にフィルターに捕獲された血栓様の組織が浮遊しているのが見られている。

　下大静脈は軽度拡大している。

　右房内には血栓は見られず、ユーキタス弁もはっきりとはわからない。

　　　　　　　　　　　　　　　　　　答え　b

E. 大動脈疾患

E-4 大動脈解離（3）

重要性　基　本　★★★☆☆　高　度
難易度　やさしい　★★☆☆☆　難しい
希少度　よく見る　★★★★☆　まれ

問題　76歳、男性。弓部大動脈瘤グラフト置換術後の人工心肺中のTEE画像である。誤っている所見はどれか。

a．下行大動脈にグラフトが挿入されている。
b．下行大動脈遠位側でグラフトは開放されている。
c．グラフト出口での狭窄をバルーンにより解除している。
d．バルーンは大腿動脈から挿入されていると推測される。
e．グラフトは下行近位部大動脈瘤症例で使用されることが多い。

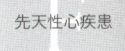

> **解説**

　弓部大動脈グラフト置換術とともに遠位端がフリーの人工血管であるエレファントトランクが、下行大動脈に向けて挿入されている。

　人工血管グラフトの遠位端が狭窄しているため、バルーンを通して狭窄解除を試みている。

　バルーンは上行大動脈側からエレファントトランクを通過させてからゆっくりと引き戻して、狭窄部でバルーンを膨らませているのが観察されている。

　エレファントトランクは弓部大動脈瘤に継続して下行近位部に大動脈瘤が存在するときに挿入されることになる。

答え　d

E. 大動脈疾患

E-5 大動脈解離（4）

重要性　基　本　★★★☆☆　高　度
難易度　やさしい　★★★★☆　難しい
希少度　よく見る　★★★☆☆　まれ

問題　25歳、女性。Stanford A型急性大動脈解離のため、緊急手術が予定された。その時のTEE画像である。誤っている所見はどれか。

a．無名動脈が解離している。
b．エントリーは上行大動脈近位部である。
c．大動脈弁が解離腔により圧排されている。
d．左冠動脈へ解離が波及している。
e．下行大動脈には慢性解離が見られる。

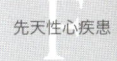

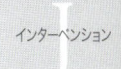

解　説

　慢性DeBakey Ⅲ型解離症例に発症したDeBakey Ⅰ型解離症例である。

　解離は下行大動脈に及んでおり、弓部三分枝では無名動脈の解離が確認できる。

　解離腔が大動脈弁に当たって逆流を起こしていると推測される。

　右冠動脈は解離が波及している可能性が高いが左冠動脈には問題ないと考えられる。

　エントリーは上行近位部に確認できる。

答え　d

E. 大動脈疾患

E-6 大動脈解離（5）

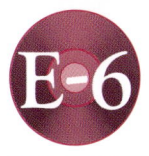

重要性	基　本	★★★☆☆	高　度
難易度	やさしい	★★★☆☆	難しい
希少度	よく見る	★★★☆☆	ま　れ

問題　56歳、男性。急性大動脈解離のため緊急手術となった。麻酔導入後のTEE画像である。誤っている所見はどれか。

a．DeBakey Ⅱ型解離である。
b．Stanford A型解離である。
c．解離による大動脈弁逆流を認める。
d．上行大動脈での真腔は三腔の中央である。
e．右冠動脈に解離が波及している可能性がある。

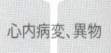

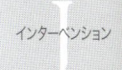

> **解 説**

急性大動脈解離にて緊急手術となった症例である。エントリーは上行大動脈基部で、解離は下行大動脈まで及んでいる。リエントリーはTEE画像でははっきりとしていないが、遠位弓部付近にあり上行弓部グラフト置換術が施行された。

解離腔により拡張期に大動脈弁が開口して、軽度の大動脈弁逆流が見られている。

基部での解離では右冠動脈開口部への解離の波及が時に問題となる。この症例でも右冠動脈開口部付近まで解離が及んでおり否定はできない。上行大動脈や下行大動脈において大動脈内が三腔に見えるときは原則真ん中が真腔である。

大動脈解離の分類ではDeBakey分類とStanford分類が有名である。
上行大動脈からの解離ではStanford A型となる。
DeBakey分類では上行弓部の解離が下行まで波及しているとⅠ型、下行まで解離が波及していなければⅡ型となる。下行から解離が始まっていればStanford B型となる。DaBakeyではⅢ型と分類されるが、横隔膜を越える解離はb型、胸腔内にとどまるのをa型と分類する。
この症例はDeBakeyⅠ型解離となる。

答え　a

Stanford分類	
A型：上行大動脈に解離があるもの	
B型：上行大動脈に解離がないもの	

DeBakey分類	
Ⅰ型：上行大動脈にtearがあり弓部大動脈より末梢に解離が及ぶもの	
Ⅱ型：上行大動脈に解離が限局するもの	
Ⅲ型：下行大動脈にtearがあるもの	
Ⅲa型：腹部大動脈に解離が及ばないもの	
Ⅲb型：腹部大動脈に解離が及ぶもの	

E. 大動脈疾患

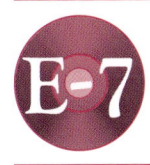

E-7 大動脈解離（6）

重要性　基本　★★★☆☆　高度
難易度　やさしい　★★★☆☆　難しい
希少度　よく見る　★★★☆☆　まれ

問題　大動脈解離（5）の症例での送血管挿入時のTEE画像である。誤っている所見はどれか。

a．ガイドワイヤーが真腔内にあることを最初に確認している。
b．右腋窩動脈から送血管が挿入されている。
c．上行大動脈での真腔は三腔の中央である。
d．送血管の形状はストレートタイプである。
e．送血管の先端は多孔性である。

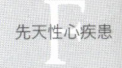

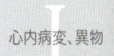

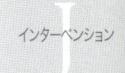

解説 　この症例では大腿動脈まで解離が波及しており、大腿動脈送血では流量が2L/minしか確保できなかった。

　さらに右腋窩動脈まで解離が波及していたため、上行大動脈からガイドワイヤーを挿入して、真腔内にあることを確認してから送血管を上行大動脈に挿入した。

　解離症例での上行大動脈からの送血管挿入はリスクが高いことから禁忌とする施設もあるが、TEEガイド下で確認することにより偽腔送血のリスクを除去することは可能である。

答え　b

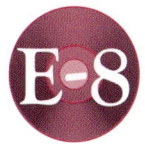

E. 大動脈疾患

E-8 大動脈解離（7）

重要性　基　本　★★★☆　高　度
難易度　やさしい　★★★☆　難しい
希少度　よく見る　★★★☆　ま　れ

問題　大動脈解離（5）の症例で，上行弓部グラフト置換術を施行して，閉胸しようと試みると血圧低下するため人工心肺下に追加手術が施行された。その前（A）後（B）でのTEE画像である。誤っている所見はどれか。

a．人工血管はST junction部位まで置換されている。
b．追加手術前の右冠動脈は解離している。
c．追加手術後の右冠動脈は解離している。
d．追加手術前のバルサルバ洞は解離している。
e．追加手術後の大動脈弁は生体弁に置換されている。

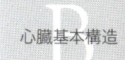

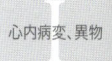

> **解 説**

手術として上行弓部人工血管グラフト置換術が施行された。

上行大動脈はST junctionまで人工血管に置換されているが、右冠動脈開口部近辺のバルサルバ洞は解離腔が残存している状態であることがわかる。

胸骨を閉鎖したところ血圧低下が見られ、完全房室ブロックから上室性不整脈、心室期外収縮が見られた。

高度の右心不全とTEE画像の所見から右冠動脈開口部を越えて解離が波及していると判断した。

開口部を再建することは困難と判断して、大伏在静脈を使用した＃2へのバイパス術を追加施行した。

バイパス追加手術後も、右冠動脈開口部は解離しており偽腔は閉塞している様子がTEE画像で観察されている。

大動脈弁はもとのままであり、弁置換術は施行されていない。

答え　e

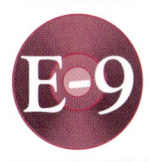

E. 大動脈疾患

E-9 大動脈解離（8）

重要性　基　本　★★★☆☆　高　度
難易度　やさしい　★★★☆☆　難しい
希少度　よく見る　★★★☆☆　ま　れ

問題　大動脈解離（5）の症例で，閉胸時の血圧低下に対して急速輸液負荷とアドレナリン持続静注を開始したときのTEE画像である。誤っている所見はどれか。

a．右心系に微小空気が飛来してきている。
b．左心系に微小空気が飛来してきている。
c．右心不全を認める。
d．二次孔型心房中隔欠損を認める。
e．心房中隔瘤を認める。

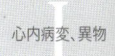

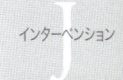

> **解説**

　右冠動脈狭窄から閉塞による、高度の右心不全状態がTEE画像にて観察されている。

　急速輸液負荷により大量の微小空気が飛来してきている様子が観察される。

　心房中隔瘤が存在したため、高度右心不全から卵円孔が大きく開存 (PFO) しており右左シャントが起こっている。

　そのため左心系にも微小空気が見られており、右冠動脈開口部に貯留してさらに右心不全が悪化していった。

　心房中隔欠損口は存在していない。

　　　　　　　　　　　　　　　　　　　答え　d

E. 大動脈疾患

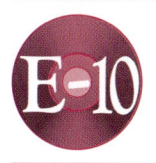

E-10 大動脈解離（9）

重要性	基本 ★★★☆☆ 高度
難易度	やさしい ★★★☆☆ 難しい
希少度	よく見る ★★★☆☆ まれ

問題

81歳、男性。胸部大動脈解離の疑いにて緊急手術となった。麻酔導入後のTEE画像である。体血圧76/45mmHg、心拍数120bpmであった。正しい所見はどれか。

a．リエントリーは弓部大動脈遠位端と考えられる。
b．下行大動脈では画面上部が真腔である。
c．上行大動脈では画面下部が真腔である。
d．解離腔により大動脈弁逆流が生じている。
e．左室容量は満たされている。

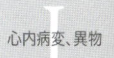

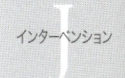

解説

急性大動脈解離Stanford A型の症例である。

上行遠位端がリエントリー部位と考えられる。

下行大動脈では画面上部が真腔であり、上行大動脈では画面中央が真腔である。

解離腔の大動脈弁への影響はないと考えられる。

心嚢液が大量に貯留した心タンポナーゼの状態であり、左室容量は不足している。

答え b

E. 大動脈疾患

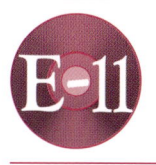

E-11 大動脈瘤

重要性	基 本	★★☆☆☆	高 度
難易度	やさしい	★★★☆☆	難しい
希少度	よく見る	★★★☆☆	まれ

問題 77歳、男性。大動脈瘤切迫破裂の疑いで緊急手術が施行された。麻酔導入後のTEE画像である。誤っている所見はどれか。

a．心臓後面に多量の心嚢液貯留液を認める。
b．心臓前面に心嚢液貯留を認める。
c．胸腔に胸水貯留を認める。
d．大動脈弁逆流を認める。
e．上行大動脈解離を認める。

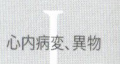

> **解 説**

心臓後面に多量の心嚢液貯留を認める。

右房から右室にかけての心臓前面にも心嚢液貯留を認めている。

胸水も一部貯留している。

大動脈弁逆流も認めるが、大動脈解離の所見はない。

答え　e

E. 大動脈疾患

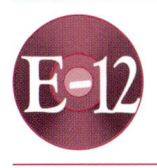

E-12 大動脈基部疾患

重要性　基　本　★★☆☆☆　高　度
難易度　やさしい　★★★☆☆　難しい
希少度　よく見る　★★★★☆　ま　れ

問題　36歳、男性。大動脈弁輪拡張症（AAE）に対してreim-plantationが施行された直後の、人工心肺中のTEE像である。誤っているのはどれか。

a．大動脈弁右冠尖と無冠尖の間から生じる逆流が見られる。
b．人工血管にはバルサルバ洞様の膨らみが見られる。
c．逆流ジェットが僧帽弁前尖に到達している。
d．再修復手術が必要と考えられる。
e．大動脈弁三尖中央から生じる逆流が見られる。

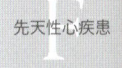

解説

David (reimplantation) 手術直後の画像である。

Reimplantation手術はAAEの症例で自己弁を温存する目的で施行される術式のひとつである。

AAEの成因として、Marfan症候群とその類似疾患 (Loeys-Dietz症候群)、もしくは動脈硬化や加齢による変成などが挙げられる。

一般的に自己弁温存手術が適応となるのは50歳未満でcuspの弁尖などの状態が変成していないことが条件となる。

そのため、自己弁温存手術が施行される症例は、Marfan症候群とその類似疾患がほとんどである。

自己弁温存手術方法としては、Reimplantation法とRemodeling法が挙げられる (図)。Reimplantation法では人工血管を筒状に使用するのに対して、Remodeling法ではバルサルバ洞の膨らみを残して再建する方法である。

長期的予後を追求するとRemodeling法ではバルサルバ洞の再拡大が見られるため、最近はあまり施行されなくなっている。

しかしながら、バルサルバ洞の膨らみは乱流防止や逆流防止のため重要と考えられており、最近は、Reimplantation法でもバルサルバ洞様の膨らみをつけた人工血管が多くの症例で使用されてきている。

このTEE画像はReimplantation直後の症例であるが、三

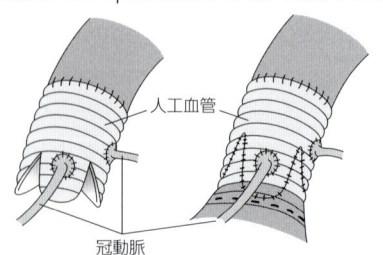

a) Remodeling法　b) Reimplantation法
図

尖のadaptationが悪い（LCCが逸脱）ためcusp中央部から右冠尖と無冠尖の間に向かう逆流が観察されている。逆流ジェットが、左室流出路壁で反射して僧帽弁前尖まで到達しており、再修復が必要となる。この症例では、再修復術として左冠尖の吊上げ術と両側commissure部位の縫縮を追加してtrivialの逆流のみとなった。

答え　a

■ MEMO

　Reimplantation手術の適応となるのはバルサルバ洞径が45mm以上拡大している症例である。Marfan症候群では早期に手術をする方が予後が良いこともあって、バルサルバ洞が40mm以上拡大している症例では、大動脈弁逆流を認めなくても手術適応となる。

■ TEE評価のポイント

　Reimplantation手術が可能かどうかの判断は、3尖のcuspの大きさがそろっていること、それぞれの長さが15mm以上あること、先端が折れ曲がっていない肥厚していないことなどが条件となる。先天性2尖弁でも試みられることもあるが、ドーミングが強い症例やrapheが肥厚している症例などが多く、あまり成績は良くはない。

　バルサルバ洞付きの人工血管を装着してcuspをつり上げて固定できたら、左右冠動脈を縫い付ける前に、心筋保護液を閉鎖したグラフト内に送血圧を50-70mmHg維持して注入を行いTEE画像で観察を行う。描写はやや深めに挿入した長軸像を使用する。大動脈弁からの逆流が見られるときには、部位と量を観察して術者に伝える。

　一般的にReimplantation手術後では、中央から水平方向にtrivial程度までの残存逆流でないと長期的予後はあまり良くない。また、拡張期にcuspが接合する部位が弁輪部よりも左室側になる症例も、長期的予後が悪いとされている。最終的にmild以上の逆流が残存した症例は1-2年以内に再修復術（多くは弁置換術）が必要となっている。

F. 先天性心疾患

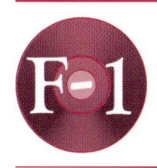

F-1 非チアノーゼ性心疾患 (1)

重 要 性	基　本	★★★☆☆	高　度
難 易 度	やさしい	★★☆☆☆	難しい
希 少 度	よく見る	★★☆☆☆	まれ

問題　33歳、女性。心房中隔欠損症 (ASD) にて手術が予定されたときのTEE所見である。誤っているのはどれか。

a．静脈洞型のASDである。
b．左右シャントが見られる。
c．右上肺静脈還流異常を合併している。
d．左房と食道の間に上行大動脈が観察される。
e．右脚ブロックを認める。

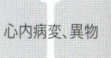

> **解 説**

上部静脈洞型のASDである。
　静脈洞型このタイプのASDでは部分肺静脈還流異常（PAPVC）を合併することが多い。

　ASDは非チアノーゼ性成人先天性心疾患で最も多く見られる。
　欠損口部位では二次孔欠損が最も多く（75％）、次いで一次孔欠損（15％）そして上下静脈洞型（10％）であり、冠静脈洞型は1-2％程度とされている。
　心電図では不完全右脚ブロックを特徴的とする。

　左房と食道（TEEプローブ）の間に観察されるのは肺動脈である。

答え　d

F. 先天性心疾患

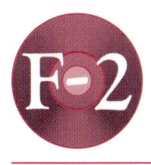

F-2 非チアノーゼ性心疾患 (2)

重 要 度	基　本	★★★★☆	高　度
難 易 度	やさしい	★★★★☆	難しい
希 少 度	よく見る	★★★★☆	まれ

問題　28歳、男性。先天性心疾患に対して心房内血流変更手術 (Mastard手術) を3歳時に施行されている。TEE所見で正しいのはどれか。

a. 画面上で左側に見える心室は左室である。
b. 大動脈は左室から流出している。
c. 肺動脈が大動脈の前面を走行している。
d. 三尖弁逆流を認める。
e. 大動脈流出路狭窄を認める。

> **解　説**

　完全大血管転位症に対する姑息術として心房内血流変更術が施行されている。

　心室の位置関係は左側が右室、右側が左室と正常である。

　大動脈は左側の右室から流出している。

　両大動脈は平行に走行しており、上側を大動脈が、内下方を肺動脈が走行している。

　肺動脈流出路は軽度狭窄している。

　三尖弁は右室に流入する房室弁であり逆流を認めている。

答え　d

F. 先天性心疾患

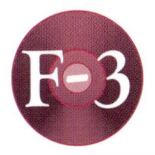

F-3 非チアノーゼ性心疾患 (3)

重要性　基　本　★★★★☆　高　度
難易度　やさしい　★★★★☆　難しい
希少度　よく見る　★★★★☆　まれ

問題　非チアノーゼ性心疾患 (2) の症例での手術操作前 (A) 後 (B) のTEE画像である。誤っている所見はどれか。

a．前の画像では左側に見える心室前面の収縮が遅れている。
b．前の画像では心室中隔の収縮が奇異性である。
c．後の画像では両心室の収縮が同期している。
d．後の画像では前の画像に比べて心室腔が小さい。
e．後の画像では心房心室同期ペーシングを施行した可能性が高い。

解説 　DDD（心房心室同期）ペーシングが装着されていたが、追加手術として開胸下のCRT（両心室同期）ペーシングが施行された。

　前の画像では左側の右室の収縮が奇異性であり、前面の収縮時相が遅れている。

　また、中隔の収縮も奇異性に動いている。

　後の画像では心室腔は小さくなっており、両心室の収縮が同期していることがわかる。

　後の画像ではCRTペーシング、両心室同期療法が行われたと推測される。

答え　e

F. 先天性心疾患

F-4 非チアノーゼ性心疾患 (4)

重要性　基　本　★★★★☆　高　度
難易度　やさしい　★★★☆☆　難しい
希少度　よく見る　★★★★★　まれ

問題

17歳、男性。左冠動脈肺動脈起始症のため、左冠動脈再建術が予定された症例でのTEE画像である。正しいのはどれか。

a．右冠動脈が途中で狭窄しているのが観察される。
b．肺動脈から左冠動脈への血流が観察される。
c．回旋枝動脈の血流が観察される。
d．右房内の微小空気が観察される。
e．肺動脈弁逆流が観察される。

> **解説**

　左前下行枝が肺動脈から起始しているBland-White-Garland症候群である。

　回旋枝は右冠動脈から分岐して左房と左心耳の間を通過して流れてきている。

　肺動脈から左前下行枝への血流ははっきりとはわからない。

　肺動脈弁逆流は認めていない。

　右房内に見られるもやもやエコーはプロポフォールによるものであり、微小空気とは異なる。

　　　　　　　　　　　　　　　　　　　答え　c

F. 先天性心疾患

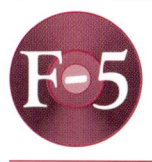

F-5 非チアノーゼ性心疾患 (5)

重要性　基本　★★★☆☆　高度
難易度　やさしい　★★☆☆☆　難しい
希少度　よく見る　★★★★☆　まれ

問題　68歳、女性。修正大血管転位症にて三尖弁置換術が予定された症例でのTEE画像である。誤っている所見はどれか。

a．左側にある心室が右室である。
b．右側にある心房が左房である。
c．下に見える大血管が大動脈である。
d．キアリー網が観察される。
e．モデレーターバンドが観察される。

解説

修正大血管転位症の症例である。

原則として心尖部に近い方の房室弁が三尖弁である。

この症例では画面右側にあるのが右心室、左側にあるのが左心室ということになる。

修正大血管転位症での両大動脈の走行は、正常が交差しているのに対して、平行に走行していることが特徴である。

したがって、大動脈は肺動脈の左前面を走行することになる。

画面では下側が大動脈となる。

左側の心房は右房であり、キアリー網が観察されている。

また、右室内にはモデレーターバンドなどの構造物が観察されている。

大動脈への流出路は線維性連続ではなく漏斗部を認めている。

三尖弁は重度の逆流症を認めている。

答え　a

E. 先天性心疾患

F-6 非チアノーゼ性心疾患 (6)

重要性	基本 ★★☆☆☆ 高度
難易度	やさしい ★★★☆☆ 難しい
希少度	よく見る ★★★☆☆ まれ

問題

17歳、男性。心房中隔欠損症（ASD）のため閉鎖術が予定された症例での麻酔導入後のTEE画像である。正しい所見はどれか。

a．後下壁側のrimが欠損している。
b．大動脈側のrimが欠損している。
c．欠損口が2つ見られる。
d．欠損口が40mm以上である。
e．以上のいずれでもない。

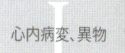

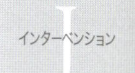

解説

二次孔型ASD欠損口症例である。

欠損口は1つであり、rimは全周で認められている。

欠損口の大きさも38mm以下である。

この症例はAmplazer治療の適応でもあるが、両親および本人の希望により手術での閉鎖が予定された症例である。

答え　e

F. 先天性心疾患

F-7 非チアノーゼ性心疾患 (7)

重要性	基 本	★★★★☆	高 度
難易度	やさしい	★★☆☆☆	難しい
希少度	よく見る	★★★★☆	まれ

問題

18歳、女性。心房中隔欠損症 (ASD) に対して閉鎖術が予定された症例での麻酔導入後のTEE画像である。正しい所見はどれか。

a．二次孔型心房中隔欠損を認める。
b．一次孔型心房中隔欠損を認める。
c．下静脈洞型心房中隔欠損を認める。
d．冠静脈洞型心房中隔欠損を認める。
e．左上大静脈遺残 (PLSVC) を認める。

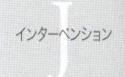

> **解説**

冠静脈洞型心房中隔欠損を認める。

冠静脈洞は拡大しており、左房からの血流が冠静脈洞に流入している。

PLSVCを合併することが多いが、この症例ではPLSVCを認めなかった。

答え　d

F. 先天性心疾患

F-8 非チアノーゼ性心疾患 (8)

重要性　基　本　★★☆☆☆　高　度
難易度　やさしい　★★★☆☆　難しい
希少度　よく見る　★★★☆☆　ま　れ

問題　58歳、女性。先天性心疾患のため開心術が予定された症例での麻酔導入後のTEE画像である。正しい所見はどれか。

a．一次孔型心房中隔欠損が観察される。
b．肺動脈収縮期圧は20mmHg以下と推測される。
c．三尖弁の中隔尖が正常よりかなり低位に付着している。
d．三尖弁逆流は中等度程度である。
e．心尖部は左室から形成されている。

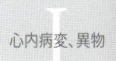

解 説

エブスタイン奇形に伴った二次孔型心房中隔欠損症である。

大動脈弁側のrimが欠損しているためAmplatzerデバイス閉鎖の適応とならなかった。

三尖弁中隔尖と後尖が低位に付着しており右室の偽右房化が起こっている。

答え　c

F. 先天性心疾患

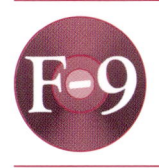

F-9 非チアノーゼ性心疾患 (9)

重要性　基　本　★★★☆☆　高　度
難易度　やさしい　★★★☆☆　難しい
希少度　よく見る　★★★★☆　まれ

問題　24歳、女性。心室中隔欠損症 (VSD) 根治術が予定された。麻酔導入後のTEE画像である。誤っている所見はどれか。

a．両大血管直下型VSDである。
b．バルサルバ洞破裂を合併している。
c．大動脈弁逆流は軽度である。
d．心室中隔欠損口は直接閉鎖が可能である。
e．右室から肺動脈にかけてカテーテル類が見られる。

> **解説**

両大血管直下型のVSDである。

バルサルバ洞破裂を合併している。

右冠尖は落ち込んでいないこともあり、大動脈弁逆流はtrivial程度である。

肺動脈カテーテルが挿入されているのがわかる。

心室中隔欠損口はどれだけ小さくても直接閉鎖はできない。

大きめのパッチ閉鎖しないと右冠尖や無冠尖が落ち込んで大動脈弁逆流が発症することになる。

答え　d

F. 先天性心疾患

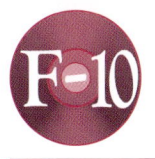

F-10 非チアノーゼ性心疾患 (10)

重要性	基 本	★★★☆☆	高 度
難易度	やさしい	★★★☆☆	難しい
希少度	よく見る	★★★★☆	まれ

問題 49歳、女性。三尖弁逆流に対して弁形成術が施行された。人工心肺下の修復術前後のTEE画像である。誤っている所見はどれか。

a．三尖弁中隔尖の付着部位が心尖部よりである。
b．三尖弁後尖の付着部位が心尖部よりである。
c．三尖弁前尖の付着部位の高さは正常である。
d．三尖弁輪は縫縮されている。
e．三尖弁輪に人工リングが装着されている。

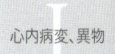

> **解　説**

　エブスタイン奇形に対する三尖弁形成術（cone reconstruction）の画像である。

　後尖から中隔尖が正常な位置に来るように、腱索や下部組織ごと再建を行っている。

　三尖弁輪は縫縮されているが、人工リングは装着されていない。

答え　e

F. 先天性心疾患

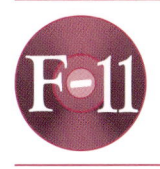

F-11 非チアノーゼ性心疾患（11）

重要性　基　本　★☆☆☆☆　高　度
難易度　やさしい　★☆☆☆☆　難しい
希少度　よく見る　★★★☆☆　まれ

問題　10歳、女児。心房中隔欠損症（ASD）に対して直接閉鎖術が施行された直後の人工心肺中（A）と人工心肺後（B）のTEE画像である。誤っている所見はどれか。

a．冠静脈洞が観察できる。
b．人工心肺中の画像では脱血管様の画像が確認できる。
c．人工心肺中の画像ではシャント残存が見られる。
d．人工心肺中の画像では縫合糸らしき画像が確認できる。
e．人工心肺後はプロタミン投与によりシャント血流が減少している。

解説

心房中隔欠損口の直接閉鎖術後の症例である。

人工心肺中の画像では残存シャント血流が確認されている。

心房間のように圧較差が少ない部位での明らかなシャントの存在は再閉鎖手術の適応となる。

この症例でも再度右房を開けて見たところ、縫合糸が1針外れていたため、2針追加して閉鎖した。

答え　e

F. 先天性心疾患

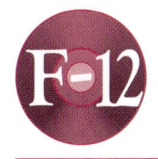

F-12 非チアノーゼ性心疾患（12）

重要性	基 本 ★★☆☆☆ 高 度
難易度	やさしい ★★☆☆☆ 難しい
希少度	よく見る ★★★☆☆ まれ

問題

18歳、女性。心室中隔欠損症（VSD）に対してパッチ閉鎖術が予定された。TEE所見で正しいのはどれか。

a．心室中隔欠損口は膜様部に見られる。
b．心室中隔欠損口は筋性部直下に見られる。
c．パッチ閉鎖は右房切開下に施行された。
d．パッチ閉鎖は右室切開下に施行された。
e．パッチの大きさは10-15mm程度の大きさが使用された。

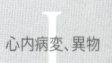

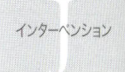

> **解説**

　成人先天性心疾患の代表的なひとつ、心室中隔欠損口 (VSD) 閉鎖術の TEE 画像である。

　成人期に施行される VSD 閉鎖術はほとんどが I 型といわれる両大動脈弁下流出路型である。

　アジア系人種には比較的多く見られ、VSD の 10％ 程度を占めている。

　シャント量は少ないことがほとんどのため、自然閉鎖を期待して経過観察されることが多く、小児期から成人期に手術となる症例が多い。

　大動脈弁下流出路型 VSD では右冠尖もしくは無冠尖の逸脱 (herniation) を引き起こしてくるため大動脈弁逆流が発症する。

　右冠尖、無冠尖逸脱から大動脈弁逆流を起こしている症例では早急な手術が適応となる。

　この症例は大動脈弁下流出路欠損口型の VSD であり、手術は肺動脈切開下にパッチ閉鎖術が施行された。

答え　e

F. 先天性心疾患

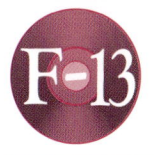

F-13 非チアノーゼ性心疾患 (13)

重要性　基　本　★★☆☆☆　高　度
難易度　やさしい　★★☆☆☆　難しい
希少度　よく見る　★★★☆☆　まれ

問題　非チアノーゼ性心疾患 (12) の症例では一度目の修復の後、再修復手術が施行された。誤っている所見はどれか。

a．大動脈弁逆流が再修復の原因である。
b．右冠尖のprolapseが再修復の原因である。
c．右冠尖と無冠尖間の損傷が再修復の原因である。
d．パッチ閉鎖術が再修復の原因である。
e．パッチ閉鎖による残存シャントは見られていない。

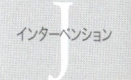

> **解説**

心室中隔欠損口の大きさは直径3-4mm程度であるが10-15mm程度の大きめのパッチで閉鎖が行われる。この症例ではそれでも小さかったため右冠尖の逸脱が起こり、大動脈弁逆流が見られていた。

そのため、再度心停止下にさらに大きめのパッチによる閉鎖術が施行された。再修復後の右冠尖逸脱は軽減されており、大動脈弁逆流の程度は減少している。

答え　C

F. 先天性心疾患

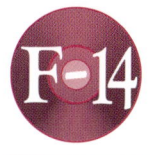

F-14 非チアノーゼ性心疾患（14）

重要性	基 本	★★☆☆☆	高 度
難易度	やさしい	★★☆☆☆	難しい
希少度	よく見る	★★☆☆☆	まれ

問題

20歳、女性。先天性心疾患のため人工心肺下に心臓手術が施行された。人工心肺前後でのTEE画像である。誤っている所見はどれか。

a．二次孔型心房中隔欠損口を認める。
b．大動脈弁側のrimが欠損している。
c．閉鎖術後の残存逆流を認める。
d．シャント量は20％程度と推測される。
e．右心系に微小空気を認める。

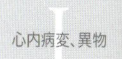

> **解説**

二次孔型心房中隔欠損口症例である。

後側壁rimが欠損しているとAmplazerデバイスインターベンション治療の適応外となるが、この症例では大動脈弁側のバルサルバ洞部位のrim欠損のためAmplazer治療適応外となっている。

心房中隔欠損口は直接閉鎖されているが、上方に若干の残存血流を認めている。この程度の残存血流でのシャント量は2-3％以下と推測される。再閉鎖は必要ないと判断してこのまま人工心肺から離脱した。右心系には微小空気を認めている。

術後の体表エコーにより残存逆流は消失していることが確認された。

答え　d

F. 先天性心疾患

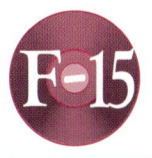

F-15 非チアノーゼ性心疾患 (15)

重要性　基本　★★★☆☆　高度
難易度　やさしい　★★★★☆　難しい
希少度　よく見る　★★★☆☆　まれ

問題　34歳、男性。感染性心内膜炎の疑いで緊急手術が施行されたときの、麻酔導入後のTEE画像である。正しい所見はどれか。

a．二次孔型心房中隔欠損口を認める。
b．膜様部心室中隔欠損口を認める。
c．大動脈弁逆流を認める。
d．三尖弁に付着した疣贅を認める。
e．上記のいずれも認めない。

解説

両大動脈直下型心室中隔欠損口を認める。
明らかな大動脈弁逆流は認めていない。
卵円孔開存（PFO）は認めるが、心房中隔欠損口はない。
疣贅がモデレーターバンドから腱索部位に付着している。
心室中隔からのジェット血流が当たる部位に疣贅が付着していると考えられる。

答え　e

F. 先天性心疾患

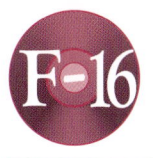

F-16 非チアノーゼ性心疾患 (16)

重要性　基　本　★★★☆☆　高　度
難易度　やさしい　★★★☆☆　難しい
希少度　よく見る　★★★★☆　ま　れ

問題

18歳、女性。先天性心疾患のため修復術が予定された。中心静脈圧（右房圧）は10mmHgであった。麻酔導入後のTEE所見で正しいのはどれか。

a．右室内に大きく見えている乳頭筋は前乳頭筋である。
b．肺動脈収縮期圧は50mmHg以上と推測される。
c．肺動脈弁上部狭窄が疑われる。
d．右室壁は菲薄化している。
e．中等度以上の三尖弁逆流を認める。

解説

肺動脈弁下狭窄の症例である。

モデレーターバンドからパリエタルバンドが肥厚して狭窄を起こしている。

右室収縮期圧は50mmHg以上であることが推測される。

右室壁は肥厚している。

三尖弁逆流は軽度である。

右室内に大きく見えているのが前乳頭筋であり、後ろ側に小さく見えているのが後乳頭筋である。

答え　a

F. 先天性心疾患

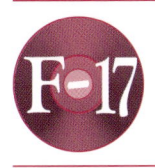

F-17 非チアノーゼ性心疾患（17）

重要性　基　本　★★☆☆　高　度
難易度　やさしい　★★★☆　難しい
希少度　よく見る　★★★★☆　ま　れ

問題　11歳、女性。心房中隔欠損症（ASD）に対して閉鎖術が予定された。麻酔導入直後のTEE画像である。正しい所見はどれか。

a．二次孔型心房中隔欠損である。
b．一次孔型心房中隔欠損である。
c．冠静脈洞型心房中隔欠損である。
d．下静脈洞型心房中隔欠損である。
e．モデレーターバンドが見られる。

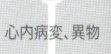

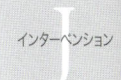

解説

下静脈洞型の心房中隔欠損である。
一次孔型や典型的二次孔型心房中隔欠損ではない。
冠静脈洞にも欠損口は及んでいない。
ユーキタス弁やテベシアン弁は確認されるが、モデレーターバンドは右室内にあるため見えない。

答え　d

F. 先天性心疾患

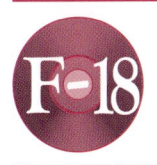

F-18 非チアノーゼ性心疾患(18)

重要性	基本 ★★★☆ 高度
難易度	やさしい ★★★★ 難しい
希少度	よく見る ★★★★☆ まれ

問題

54歳、男性。拡張型心筋症の心不全のため左室補助装置(LVAD)が装着されていた。ドナー心が発生したため心臓移植が施行されることになった。麻酔導入後のTEE画像である。この症例では術後に循環不全のため管理に難渋した。その原因として最も考えられるのはどれか。

a．LVADが長期間装着されていたため。
b．僧帽弁形成術による僧帽弁狭窄症。
c．三尖弁逆流による右心不全。
d．大動脈弁逆流による左心不全。
e．心臓位置異常による吻合トラブル。

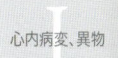

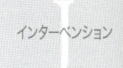

> **解 説**

この症例は心房内臓逆位（situs inversus）の症例である。TEEでの角度と心臓の位置関係に注意すればわかる。

そのため通常のドナー心（situs solitus）を吻合するためには工夫が必要となる。

左房、肺動脈、大動脈までは通常どおりに吻合可能であるが、上下大静脈は人工血管などによるバイパスを使用する必要がある。

答え　e

成人で見られる心臓位置異常

右胸心（dextrocardia）とは心尖部が右側にあることを意味している。したがって正常のsitus solitusであっても心臓がねじれて心尖部が右側を向いていれば右胸心となる。

心房内臓逆位は正常心の鏡像であり、心房心室そして内臓のすべてが逆位に位置している。修正大血管転位症は心室位置のみが逆になっている疾患である。

F. 先天性心疾患

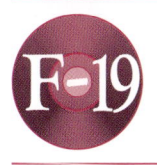

F-19 チアノーゼ性心疾患 (1)

重要性　基本　★★★★★　高度
難易度　やさしい　★★★☆☆　難しい
希少度　よく見る　★★★★★　まれ

問題　28歳、男性。完全大血管転移症術後の症例である。正しいのはどれか。

a．大血管入れ替え手術が施行されている。
b．左房は画面左側に位置する。
c．左房血流は左室に流入している。
d．左室は拡大している。
e．右室から人工血管で肺動脈に流れている。

解説

　完全大血管転位症は房室接合一致ではあるが、心室大血管接合不一致のため大動脈が右室より肺動脈が左室より連結しているチアノーゼ性先天性心疾患であり、D型（d-loop）大血管転位症と呼ばれる。

　Ⅰ型の心室中隔欠損症（VSD）、肺動脈狭窄を合併しないタイプ、Ⅱ型のVSDを合併したタイプ、Ⅲ型の肺動脈狭窄を合併したタイプの3つに分けられる。

　現在はほとんどの症例で新生児期に大動脈と肺動脈を入れ替える大動脈スイッチ手術が施行され、解剖学的にも機能的にも修復されることになる。しかし、十数年前まではⅢ型の肺動脈狭窄を伴ったⅢ型や、時にⅠ、Ⅱ型でもシャント姑息術を施行して、生後1年以上たった幼児から成人期に心房でのスイッチ手術が施行されていた。心房での血行路変更術は機能的には修復されることになるが、解剖学的には右室により体循環が維持される血行動態となる。心房での血行路スイッチ手術として、Senning手術とMastard手術が挙げられる。Senning手術では大静脈血流が心房中央を流れて左室へと流入して肺動脈へと流出していく形となる。Mastard手術では肺静脈血流が拡大した心房中隔のバッフル内を通過して右室から大動脈へと流出していく。

　この症例ではMastard手術で心房内血行路変更が行われており、左房左室は画面右側に位置している。

　3D TEE画像でバッフル内中央を左房から右室への血流が、その外側を右室から左房への血流が流れている。

　完全大血管転位症なので当然左房血流は左室へ流入することになる。

　拡大しているのは体循環を支えている右室であり、この症例では肺動脈狭窄のため、左室から人工血管で肺動脈へ吻合が行われている。

答え　c

F. 先天性心疾患

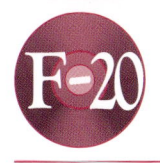

F-20 チアノーゼ性心疾患 (2)

重要性	基 本 ★★★★☆ 高 度
難易度	やさしい ★★★★☆ 難しい
希少度	よく見る ★★★★☆ まれ

問題 29歳、女性。単心房単心室にて完全大静脈肺動脈結合（TCPC）手術を5歳時に受けていた。この症例での麻酔導入後のTEE画像である。誤っている所見はどれか。

a．心室から大動脈への流出路には漏斗部が認められる。
b．心室内に2つ以上の乳頭筋が認められる。
c．心室内に仮性腱索を認める。
d．下行大動脈は脊椎の右側を走行している。
e．共通房室弁口からの重度の逆流が観察される。

> **解 説**

　心房内臓錯位による両側右側 (right-isomerism) の症例である。

　心室から大動脈への流出路には線維性連続の代わりに筋性の漏斗部を認めている。

　心室内には2つ以上の乳頭筋が観察されている。

　共通房室弁口からは重度の逆流が観察されている。

　右大動脈弓のため心臓の左側に直径5mm程度の細めの下行大動脈が観察される。

答え　c

F. 先天性心疾患

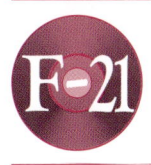

F-21 乳幼児心疾患（1）

重 要 性　基　本　★★★☆☆　高　度
難 易 度　やさしい　★★★★☆　難しい
希 少 度　よく見る　★★★★☆　ま　れ

問題　2歳、女児。両大血管右室起始症（DORV）の根治術が予定された麻酔導入後のTEE画像である。Sp_{O_2}は98％であった。誤っているのはどれか。

a．心室中隔欠損口が見られる。
b．右室と左室の両心室から大動脈へ血流が観察される。
c．左右シャントが主な血流方向である。
d．大動脈弁逆流は観察されていない。
e．大動脈弁と僧帽弁は線維性連続により接続している。

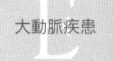

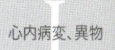

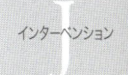

> **解 説**

DORVの症例である。

心室中隔欠損口が認められ、大動脈へは左室と右室両方から血流が流れている。

心室中隔欠損口は大動脈弁直下であり、シャント血流は主に左右シャントであり、Sp_{O_2}の低下も見られていない。

大動脈弁と僧帽弁は筋性の漏斗部にて接続されている。

答え　e

F. 先天性心疾患

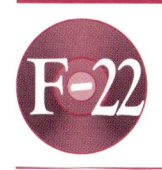

F-22 乳幼児心疾患（2）

重要性　基本　★★★☆☆　高度
難易度　やさしい　★★★☆☆　難しい
希少度　よく見る　★★★☆☆　まれ

問題

2歳、男児。心室中隔欠損症（VSD）にて修復術が予定された症例における修復術前（A）後（B）のTEE画像である。修復前の中心静脈圧は6mmHgであった。誤っている所見はどれか。

a．修復前では肺動脈弁狭窄を認める。
b．修復前では軽度の肺動脈弁逆流を認める。
c．修復前での右室収縮期圧は50mmHg前後と推測される。
d．修復前の大動脈は右室へ騎乗している。
e．修復後では肺動脈弁狭窄は解除されている。

解説

　膜様部流出路心室中隔欠損と肺動脈狭窄を合併した症例である。

　軽度の肺動脈弁逆流を認める。

　また、大動脈は左室と右室に騎乗している。

　肺動脈弁での収縮期圧較差は 46mmHg であるので、右室収縮期圧は肺動脈収縮期圧＋46mmHg ということになる。

答え　c

G. 心筋疾患

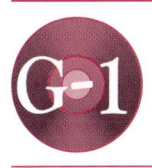

G-1 拡張型心筋症（1）

重 要 性　基　本　★★★☆☆　高　度
難 易 度　やさしい　★★★☆☆　難しい
希 少 度　よく見る　★★★★☆　ま　れ

問　題　拡張型心筋症で2年前に植え込み型除細動器（ICD）が装着された48歳男性のTEE像である。誤っているのはどれか。

a．左室内と右房内に血栓を認める。
b．左室内に浮遊する構造物が見られる。
c．3D TEE画像では血栓の境界がわかりやすい。
d．ICDリード線が血栓と付着している。
e．ICDリード線が右室内に見られる。

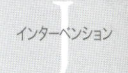

解 説

　拡張型心筋症で駆出率20％以下の症例でICDが埋め込まれた症例である。

　ICDリード線感染により右房内血栓と左室心尖部付近に2つの血栓が同定され、除去手術が予定されたときのTEE画像である。

　右房内では分界稜からICDリード線へと付着した血栓が観察される。

　ICDリード線は三尖弁を越えて右室内へと向かっている。

　左室心尖部では球状の血栓と浮遊する索状物が観察される。

　浮遊している索状物は血栓内部が飛び去った後の残された皮膜と推測される。

　3D TEE画像では境界線を明瞭にするため、ゲインを上げてダイナミックレンジを下げることによりコントラストを強くする、もしくはセカンドハーモニックを利用して画像を作る。

　そのため血栓や腫瘍などの構造物を組織と区別することは困難な場合も多い。

答え　c

G. 心筋疾患

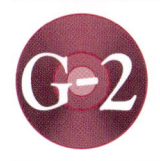

G-2 拡張型心筋症（2）

重要性　基本　★★★☆☆　高度
難易度　やさしい　★★★☆☆　難しい
希少度　よく見る　★★★☆☆　まれ

問題　46歳、男性の拡張型心筋症に対して左室補助装置（LVAD）装着術が予定されたときのTEE所見である。正しいのはどれか。

a．左室緻密化障害が認められる。
b．大動脈機械弁置換術が適応と考えられる。
c．僧帽弁形成術が適応と考えられる。
d．心尖部へのアウトレットカニューレの挿入が適応と考えられる。
e．左室内血栓を認める。

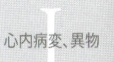

解説

　LVAD装着症例での重度の大動脈弁逆流は循環動態が成り立たないため治療が必要となる。

　方法としては生体弁置換術もしくは大動脈弁閉鎖術が適応となる。

　機械弁は血流低下からの血栓付着が起こるため適応とならない。

　心尖部に装着されるのはLVAD装置へ血流を送るインレットカニューレである。

　この症例では大動脈弁逆流が重度であり、左室内血栓は認められていない。

　拡張型心筋症のため、左室壁は菲薄化して緻密化障害を認めている。

答え　a

G. 心筋疾患

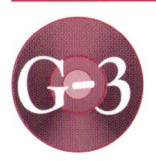

G-3 拡張型心筋症（3）

重要性　基本　★★☆☆☆　高度
難易度　やさしい　★★☆☆☆　難しい
希少度　よく見る　★★★☆☆　まれ

問題　33歳、女性の左室補助装置（LVAD）装着後1日目のICUにおける循環不全症例のTEE所見である。誤っているのはどれか。

a．アウトレットカニューレが見えている。
b．中等度以上の三尖弁逆流を認める。
c．心臓全周性に血腫や貯留液が認められる。
d．左心耳内血栓を認める。
e．LVADへの流入量は少ないと考えられる。

> **解説**

　LVAD装着後の症例であり、アウトレットカニューレが右室前面に球状に位置しているのが認められる。

　心臓全周性に貯留液もしくは少量の血腫を認めており、心タンポナーゼの状態であり心拍出量は減少している。

　右心不全からの中等度以上の三尖弁逆流を認めており、左心系への流入量は少ないことが予測される。

　心嚢液は血栓化し始めているが、左心耳内には血栓を認めない。

答え　d

G. 心筋疾患

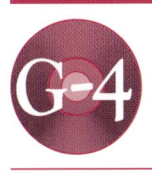

G-4 肥大型心筋症（1）

重要性　基　本　★★☆☆　高　度
難易度　やさしい　★★★☆　難しい
希少度　よく見る　★★☆☆　ま　れ

問題　32歳、男性。肥大型心筋症に対して手術が予定された症例でのTEE画像である。誤っている所見はどれか。

a．左室心筋は肥厚している。
b．左室流出路狭窄が見られる。
c．僧帽弁尖の収縮期前方移動が見られる。
d．僧帽弁逆流は左房前方に向かっている。
e．左室内圧は200mmHg以上と推測される。

解説

閉塞性肥大型心筋症（HOCM）では非対称型の左室心筋肥大から内腔狭窄が見られる。多くは、心室中隔が流出路で肥厚して（長軸像でS字状を呈する形）左室流出路狭窄から圧較差が生じる。時に左室内腔が狭窄して心尖部から基部にかけての圧較差を生じることもある。この症例では僧帽弁逆流速度は7mを超えており、左室内圧が200mmHg以上あることが推測される。

この症例では圧較差の計測は施行していないが、流出路ではカラーモードでのモザイク血流が観察されており狭窄があることは明らかである。TEEで左室流出路圧較差を測定するためには、長軸像では僧帽弁逆流波形と重なるため困難なことが多い。弁尖接合部位を避けた状態で、収縮末期に最大圧較差が計測できる位置で計測を行うことになる。一般的には、僧帽弁での逆流波形を避けるため、経胃長軸像もしくは深部経胃像で測定することになる。

大動脈弁は収縮中期に一度閉じかけて、再度開放されている。この現象は左室流出路が収縮中期に一時的に閉塞することから発生しており、HOCM症例では典型的な所見である。

僧帽弁は、収縮期に肥大した心室中隔に引っ張られる形で、前尖後尖の接合部位が前方移動しているのが観察される〔SAM (systolic anterior motion)〕。

血流は流出路方向に向かうことになることから、一般的に僧帽弁逆流は流出路狭窄と僧帽弁前方移動により、左房後方に向かう逆流となる。弁尖は肥厚して接合（adaptation）が悪くなっている症例が多く、リングによる縫縮術が適応となることが多い。

肥厚が強い症例や接合が大きくずれている症例では弁置換術が施行されることになる。

答え　d

G. 心筋疾患

G-5 肥大型心筋症（2）

重要性　基　本　★★☆☆　高　度
難易度　やさしい　★★★☆　難しい
希少度　よく見る　★★☆☆　まれ

問題　肥大型心筋症（1）の症例に対して僧帽弁手術および左室形成術が施行された。正しい所見はどれか。

a．Ⅲ/4度以上の僧帽弁逆流が残存している。
b．全周性の人工リングが装着されている。
c．左室流出路狭窄が見られる。
d．人工心肺離脱には高容量カテコラミン投与が有用となる。
e．人工心肺離脱には高容量負荷が有用となる。

解説

　この症例では、左室流出路の切開拡大術と僧帽弁輪にリングを装着する形成術が施行されている。
　流出路切開により、明らかな流出路狭窄は解除されている。

　僧帽弁形成として、自己心膜を利用した部分リング装着術が施行されている。
　一般的には人工リングが使用されることが多い。
　最近は、長期的予後の観点から部分性リングよりも全周性リングが使用される症例が増加してきている。

　軽度のSAM (systolic anterior motion) が残存しており、Ⅱ/4度程度の僧帽弁逆流が観察される。
　ただ、この時点では十分な容量負荷はされていない。
　SAMへの循環管理の対応は、容量負荷と心収縮力の抑制である。
　十分な前負荷を施行して、過剰なカテコラミン投与は避けなければならない。

　SAM残存の原因となる条件として、弁輪に対して小さすぎる人工リングの選択、後尖弁輪部より内側への人工リング接合、残存後尖が長すぎるなどが考えられる。

　循環管理上の対応としては、容量負荷、心収縮力を上げるカテコラミンの減量、血管拡張薬の減量、血管収縮薬の増量などが適応となる。

答え　e

MEMO

肥大型心筋症の半数以上は家族性発症とされている。流出路狭窄を中心とする閉塞症状を示すHOCMはその25％程度で観察される。特殊なケースとして心室中部閉塞型や心尖部肥大型などが挙げられる。また、肥大型心筋症の経過中に、心筋壁厚が菲薄化から減少して心収縮力減少による心内腔拡大を起こす症例がある。末期には拡張型心筋症様病態となり、拡張相肥大型心筋症 (d-HCM) と呼ばれる状態となる。

TEEのコツ

圧較差の計測は深部経胃像が望ましいが、心臓が大きくない症例では流出路が描写できないことも多い。経胃長軸像で、できるだけ僧帽弁逆流と重ならない像で中隔壁に沿った部位で計測を行う。HOCMでは肥厚部筋部分切除を行うこともあるため、大動脈弁輪部から肥厚部位までの距離を計測しておくと術者に有用となる。

僧帽弁形成術後は、長軸像での後尖の長さに注意する。接合部までの後尖の長さが前尖と同程度もあるとSAMを再発しやすい。また、人工リングのサイズが小さいとSAMになりやすい。

G. 心筋疾患

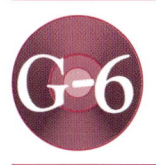

G-6 肥大型心筋症（3）

重要性　基本　★★☆☆☆　高度
難易度　やさしい　★☆☆☆☆　難しい
希少度　よく見る　★★☆☆☆　まれ

問題

36歳、男性。僧帽弁形成術などが予定された症例のTEE画像である。中心静脈圧は12mmHg、体血圧は100/60mmHgであった。正しい所見はどれか。

a．中等度の僧帽弁逆流を認める。
b．大動脈弁狭窄症を認める。
c．収縮期前方運動を認める。
d．左室内腔圧は収縮期で150mmHg前後と考えられる。
e．左室形成術の適応と考えられる。

> **解説**

閉塞性肥大型心筋症（HOCM）のため僧帽弁形成術および左室流出路筋切開術が予定された症例である。

僧帽弁逆流はほとんど認めていないが、収縮期に僧帽弁接合部が前方移動する状態〔SAM（systolic anterior motion）〕が観察される。

大動脈弁自体には狭窄や逆流を認めない。

左室流出路での圧較差は100mmHg前後であり、左室内圧は収縮期に200mmHg前後となっていることが推測される。

左室形成術は拡張型心筋症や虚血性心筋症で拡大した可動性の悪い部位を除去縫合する手術でありこの症例では適応はない。

答え　c

G. 心筋疾患

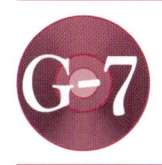

G-7 拘束型心筋症

重要性	基　本	★★☆☆☆	高　度
難易度	やさしい	★★☆☆☆	難しい
希少度	よく見る	★★★★☆	まれ

問題　29歳、女性。心筋症合併妊娠のため妊娠30週で全身麻酔下の予定帝王切開となった。麻酔導入後のTEE所見である。正しいのはどれか。

a．肥大型心筋症が疑われる。
b．拡張型心筋症が疑われる。
c．拡張機能障害が見られる。
d．収縮機能障害が見られる。
e．僧帽弁流入波形ではA波がE波よりも大きい。

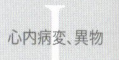

> **解説**

拘束型心筋症の症例である。
　拡張機能は大きく障害されており、僧帽弁流入波形でのE波は増高してA波は大きく低下している。

答え　c

H. 人工物

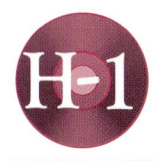

H-1 人工弁（1）

重要性　基　本　★★☆☆☆　高　度
難易度　やさしい　★★★☆☆　難しい
希少度　よく見る　★★★☆☆　ま　れ

問題　72歳、女性。大動脈弁置換術および冠動脈バイパス術後の人工心肺離脱前のTEE画像である。正しいのはどれか。

a．Peri-valvular leakageが見られる。
b．微小空気飛来が見えるのは右心系のみである。
c．Leakageが見られるのは左冠動脈近辺である。
d．Leakageが見られるのは右冠動脈近辺である。
e．ステントレス生体弁が装着されている。

> **解説**

　ステント付きの生体弁置換術後の画像である。
　人工心肺離脱直後であり、左房内に飛来する微小残存空気が見られる。

　この症例では、明らかなperi-valvular lealageがもとの無冠尖近辺に見られる。
　この症例では、カフを縫い付けていた糸がカッティングしていた。

　多くの教科書では大動脈弁輪部径を計測して適応人工弁サイズを決定しているが、実際には正しくない。
　大動脈弁狭窄症に対してステント付き生体弁で置換される場合、ほとんどは弁輪上部に装着されることになる。
　19mmが最も小さいサイズであるが、弁輪内部の有効径が19mmであることを表示している。
　そのため周囲のステント部位を含めると人工弁の直径は5-6mm大きくなり24-25mmとなることがわかる。
　押さえつけて大動脈弁直上に装着するとしても、動脈硬化の進んだ伸展があまり望めない高齢者の大動脈では、弁輪上部直径が23-24mm程度は必要である。
　石灰化部位は取り除けるとしても、小柄な日本人女性では挿入不可能なことも多い。
　さらに、弁輪上部直径が24mmあったとしても、ST junction部位直径が24mmないと挿入できないことになる。
　この場合にはST junction部位を切開する必要がある。

　機械弁は16mmというさらに小さいサイズも存在するが有効弁口面積は小さいことになる。
　機械弁もステント部位があるため表示サイズよりも4-5mm大きくなる。
　ちなみにステントレス生体弁ではステント部位がないため弁輪部径と同じ大きさのサイズを選択することになる。

例えば弁輪部径が21mmであればサイズ21mmを選択することになる。

答え　a

PPM(patient prosthesis mismatch)

動脈硬化や加齢に伴う大動脈弁狭窄に対する弁置換術症例は増加している。

狭小弁輪の大動脈弁に対する置換術では、有効弁口面積が小さいサイズとなるため体型に比べて1回拍出量が足りなくなるpatient prosthetic mismatch (PPM)になりやすい。

10年以上前は弁輪部に装着するタイプが多くを占めていたためPPMが多く見られたが、最近は弁輪上部に装着するタイプの人工弁が大半を占めており、有効弁口面積が大きくなってきている。

PPM＝大動脈人工弁有効面積／体表面積(BSA)

PPMが0.85cm^{2}以上が望ましいとされており、0.65cm^{2}以下では日常生活に支障を生じる可能性があるとされている。最近の人工弁は同じサイズでも有効弁口面積が大きくなるように改良されてきており、PPM0.8cm^{2}以上を確保することが望ましい。

TEE計測のコツ

大動脈弁輪部径の計測は収縮中期に大動脈弁が最大開口したときに行う。弁輪部径は左室流出路からcuspが付着している場所で計測する。弁輪上部では弁輪部直上1-3mmのバルサルバ洞へと拡大していく場所で計測する。この時取り除けそうな石灰化部位などは含めて計測する。

弁輪部をcusp付着の最下部として計測しているが、実際の弁輪部は3つのcuspの付着部位であり最上部はバルサルバ洞を越えてST junction近くまで及んでいる。

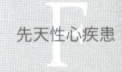

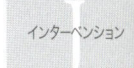

MEMO

　大動脈弁狭窄症で弁口面積を計測する方法のひとつとして、大動脈弁短軸像よりトレースして計測するプラニメトリ法がある。最近の装置は機能が向上していることもあり、比較的正確に計測することが可能となってきているが、石灰化病変で輝度が高い症例では弁口面積部の境界がよくわからない症例も多い。こうした症例ではカラードプラーを利用してトレースすると有効なときもある。

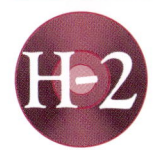

H. 人工物

H-2 人工弁 (2)

重要性　基　本　★★☆☆☆　高　度
難易度　やさしい　★★★☆☆　難しい
希少度　よく見る　★★★☆☆　ま　れ

問題　人工弁 (1) の症例で再修復術が施行された後のTEE画像である。誤っているのはどれか。

a．左心系に微少空気飛来が確認できる。
b．右心系に微少空気飛来が確認できる。
c．右冠動脈開口部血流が確認できる。
d．大動脈弁狭窄が確認できる。
e．Trans-valvular leakageが確認できる。

> **解 説**

　再修復術後の画像であり、右左の冠動脈開口部が確認される。

　左房内および右室流出路から肺動脈主幹部に飛来する微小空気が確認できる。

　Cuspの間からのtrans-valvular leakageが確認できる。

　狭小弁輪に生体弁を装着した場合のcusp間のleakageはよく観察される。

　一般に生体弁でサイズ25mm以上では中央からのtrans-valvular leakageも見られる。

　したがって、大動脈弁ではあまりないが、僧帽弁でのステント付き生体弁置換術後のtrans-valvular leakageは正常でも見られることがほとんどである。

答え　d

H. 人工物

H-3 人工弁（3）

重要性	基本 ★★☆☆☆ 高度
難易度	やさしい ★☆☆☆☆ 難しい
希少度	よく見る ★★☆☆☆ まれ

問題 2年前に機械弁による僧帽弁置換術を受けた、57歳、女性のTEE所見である。正しいのはどれか。

a．機械弁はanti-anatomical positionに装着されている。
b．Lateral側のleafletがスタックしている。
c．腱索が挟まったことによるスタック弁と考えられる。
d．左室流入速度は正常である。
e．左心耳内に血栓が見られる。

> **解説**

機械弁置換術後のスタックバルブである。

位置としては解剖学的前尖後尖に直交する形 anti-anatomical position に装着されている。

スタックしているのは内側の leaflet であり、血栓弁が原因と考えられる。

左室流入速度は1.8m/secを超えており圧較差は15mmHg以上と推測される。

左心耳内の血栓は確認されていない。

僧帽弁機械弁でのスタックバルブ成因としては感染によるパンヌスや血栓弁がほとんどである。

まれに索状物や腱索によりスタックすることもある。

ちなみに大動脈弁位でのスタックバルブはまれである。

流速が早いことが原因かもしれない。

答え　a

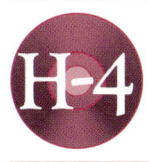

H. 人工物

H-4 人工弁（4）

重要性　基　本　★★☆☆☆　高　度
難易度　やさしい　★★☆☆☆　難しい
希少度　よく見る　★★☆☆☆　ま　れ

問題　76歳、女性。僧帽弁再置換術直後のTEE画像である。誤っている所見はどれか。

a．僧帽弁のtrans-valvular leakageを認める。
b．僧帽弁再々置換術の適応を考慮する。
c．大動脈弁逆流を認める。
d．線維性連続部位がもとより少なくなっている可能性がある。
e．大動脈弁形成術追加の適応を考慮する。

> **解　説**

僧帽弁カフ付き生体弁再置換術症例の画像である。

Trans-valvular leakageを認めているが、生体弁25mm以上のサイズでは正常でも逆流は観察される。

再手術のため僧帽弁と大動脈弁の間にある線維性連続部位が少なくなっている可能性がある。

そのためか僧帽弁装着により大動脈弁無冠尖と左冠尖の間からtrivialの逆流が認められている。この程度であれば経過観察が妥当だと思われるが、大動脈弁plicationであれば追加する可能性はある。

再僧帽弁置換術はリスクが高いうえ、大動脈弁逆流が改善しない可能性もあるため適応とはならない。

答え　b

H. 人工物

H-5 人工弁 (5)

重要性　基本　★★★☆☆　高度
難易度　やさしい　★★★☆☆　難しい
希少度　よく見る　★★★☆☆　まれ

問題　49歳、女性。大動脈弁置換術後の機能不全のため再弁置換術が予定された。麻酔導入後のTEE所見である。誤っているのはどれか。

a．前外側乳頭筋に付着する仮性腱索が観察される。
b．左室内に乳頭筋が2つ観察される。
c．左冠動脈前下行枝領域の壁運動低下が観察される。
d．大動脈弁逆流が観察される。
e．大動脈弁は生体弁置換術が施行されている。

解　説

　前外側乳頭筋に付着する仮性腱索が2つ見られる。
　また、左室内には後内側乳頭筋と併せて2つの乳頭筋が見られる。
　仮性腱索は心筋症や虚血性心疾患症例でよく観察される。
　拡張障害の原因のひとつとなるともいわれている。
　大動脈弁は生体弁置換されており、人工弁機能不全のため大動脈弁逆流が生じている。
　壁運動異常は心室中隔後壁から下壁と右冠動脈領域に見られている。

答え　c

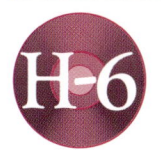

H. 人工物

H-6 人工弁 (6)

重要性	基 本	★★★☆☆	高 度
難易度	やさしい	★★★☆☆	難しい
希少度	よく見る	★★★☆☆	まれ

問題　人工弁 (5) の症例の僧帽弁のTEE画像である。誤っている所見はどれか。

a．中等度の僧帽弁逆流を認める。
b．前外側交連部に形成術が施行されたあとがある。
c．冠動脈前下行枝が僧帽弁輪部近くを走行している。
d．僧帽弁前尖の大きな逸脱部位は認めない。
e．僧帽弁後尖は短縮している。

> **解　説**

中等度の僧帽弁逆流を認めている。

僧帽弁前尖は全体的に肥厚しているが大きな逸脱は認めない。

僧帽弁後尖は短縮しており、一部は瘢痕程度となっている。

前外側交連部はKay法もしくはedge to edge縫合術が施行された後と思われる糸が2対見えている。

僧帽弁輪近くを走行しているのは回旋枝である。

答え　c

H. 人工物

H-7 人工弁 (7)

重要性	基　本	★★★☆☆	高　度
難易度	やさしい	★★☆☆☆	難しい
希少度	よく見る	★★★☆☆	ま　れ

問題　78歳、男性。大動脈弁置換術直後のTEE画像である。誤っている所見はどれか。

a．中等量 (moderate) のpara-valvular leakage が認められる。
b．使用された人工弁はステント付き生体弁である。
c．使用された人工弁サイズは19–23mmである。
d．左室心筋は肥厚している。
e．僧帽弁逆流は微量 (trivial) から軽度 (mild) である。

> **解説**

大動脈弁ステント付き生体弁置換術後の画像である。
使用された人工弁サイズは21mm前後と推測される。
左室の心筋は肥厚している。
僧帽弁逆流は軽度認められている。
大動脈弁は中等度の逆流を最初に認めていた。
この逆流は左冠動脈近辺のtrans-valvular leakageである。
人工心肺離脱時の拍動下では軽度となっている。

答え　a

H. 人工物

H-8 人工弁 (8)

重要性	基本	★☆☆☆☆	高度
難易度	やさしい	★★☆☆☆	難しい
希少度	よく見る	★★☆☆☆	まれ

問題

58歳、女性。人工弁機能不全のため再僧帽弁置換術が施行された症例の人工心肺離脱前のTEE画像である。心拍再開後Aの状態であったが、人工心肺離脱前にはBの状態となった。
機械弁の装着位置、AからBへの処置で施行されたと思われるのはどれか。

a．Anti-anatomical position
　　再度心停止してスタック解除
b．Anti-anatomical position
　　復温から自己拍動を増加させて経過観察
c．Anatomical position
　　再度心停止してスタック解除
d．Anatomical position
　　左房ベントを利用してスタック解除
e．Anatomical position
　　復温から自己拍動を増加させて経過観察

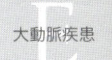

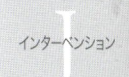

解説

僧帽弁機械弁再置換手術での画像である。

僧帽弁置換手術では後尖温存することが多いこと、左室流出路の血流障害とならないようにすることなどから、僧帽弁機械弁の多くはanti-anatomical positionに装着される。

この症例もanti-anatomical positionに装着されていた。

再手術症例では、左心系血流が不十分なときには一時的にスタックしていることも多く見られる。

その時には十分な自己拍動が見られるまで人工心肺離脱を進めて、解除されることを確認する。

答え　b

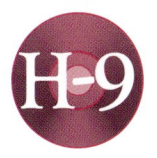

H. 人工物

H-9 人工弁 (9)

重 要 性　基　本　★★★☆☆　高　度
難 易 度　やさしい　★★★☆☆　難しい
希 少 度　よく見る　★★★☆☆　ま　れ

問題

54歳、女性。僧帽弁人工弁置換術を2回施行されていたが、人工弁機能不全のため再々弁置換術が施行された。再々弁置換術前 (A) 後 (B) のTEE画像である。誤っている所見はどれか。

a．再々弁置換術前は、para-valvular leakageを後内側に認める。
b．再々弁置換術前は、para-valvular leakageを前外側に認める。
c．再々弁置換術前は、anti-anatomical positionに機械弁が装着されている。
d．再々弁置換術後は、para-valvular leakageを後内側に認める。
e．再々弁置換術後は、anti-anatomical positionに機械弁が装着されている。

> **解説**

　再々弁置換術前は前外側と後内側の両方にpara-valvular leakageを認める。

　再々弁置換術前後ともに僧帽弁位anti-anatomical position に機械弁が装着されている。

　再々弁置換術後は前外側にtrans-valvular leakageを認めている。

答え　d

H. 人工物

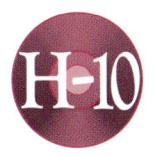

H-10 人工弁（10）

重要性	基本	★★☆☆	高度
難易度	やさしい	★★☆☆	難しい
希少度	よく見る	★★☆☆	まれ

問題 73歳、女性。大動脈人工弁機能不全のため、再置換術が施行された症例での人工心肺離脱直後のTEE画像である。誤っている所見はどれか。

a．カフ付き生体弁置換術が施行されている。
b．人工弁のpara-valvular leakageが観察されている。
c．人工弁のtrans-valvular leakageが観察されている。
d．再修復術が必要と考えられる。
e．もとの無冠尖部位からの逆流である。

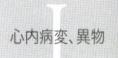

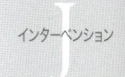

解説

人工弁再置換術後のpara-valvular leakageである。

もとの無冠尖部位から左室流出路へ向けて大きな逆流を認める。

当然、再修復が必要である。

答え　c

H. 人工物

H-11 人工弁（11）

重要性　基本　★★☆☆　高度
難易度　やさしい　★★☆☆　難しい
希少度　よく見る　★★☆☆　まれ

問題　58歳、女性。僧帽弁置換術後の症例で、再僧帽弁置換術が予定された。麻酔導入後のTEE所見である。正しい所見はどれか。

a．カフ付き生体弁置換術が施行されている。
b．二葉弁機械弁置換術が施行されている。
c．ボールゲージ型機械弁置換術が施行されている。
d．再弁置換術となった原因はtrans-valvular leakageである。
e．再弁置換術となった原因はpara-valvular leakageである。

解説

　30年近く前に僧帽弁置換術が施行された症例での再弁置換術である。
　一葉弁機械弁が装着されており、感染からのpara-valvular leakageにより心不全が増悪して再弁置換術施行となった。
　Para-valvular leakageが僧帽弁位内側に認められる。
　一葉弁自体は正常に稼働しており、trans-valvular leakageは正常範囲内である。

　この症例では僧帽弁位周囲全体に感染が波及しており、全周囲を剥離して牛心膜を全周性に装着して二葉弁機械弁置換術を施行している。
　左房が拡大しているため二葉弁の傾きからスタックバルブのように見えるが、2方向からの観察、3D TEE画像により特に弁可動性に問題はない。

答え　e

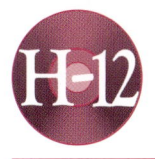

H. 人工物

H-12 人工弁（12）

重要性　基　本　★★★☆☆　高　度
難易度　やさしい　★★★★☆　難しい
希少度　よく見る　★★☆☆☆　ま　れ

問題　62歳、男性。大動脈弁置換術2年後に発熱から感染性心内膜症を発症した症例での、大動脈人工弁のTEE所見である。誤っているのはどれか。

a．重度の大動脈弁狭窄を認める。
b．重度の大動脈弁逆流を認める。
c．人工弁のサイズは19mmと推測される。
d．弁尖の逸脱が観察される。
e．疣贅の付着を認める。

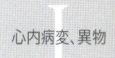

解説

感染性心内膜炎にて生体弁が破壊されている。

癒合と逸脱により重度の大動脈弁狭窄と逆流を生じている。

生体弁の最小サイズは19mmであり、この症例でも19mmが装着されていると考えられる。

弁尖の逸脱は認めるが疣贅は見られない。

答え　e

H. 人工物

H-13 人工弁（13）

重要性	基本	★★☆☆	高度
難易度	やさしい	★★☆☆	難しい
希少度	よく見る	★★☆☆	まれ

問題 僧帽弁手術での人工心肺中離脱前のTEE画像である。誤っている所見はどれか。

a．左房内に微小空気が観察される。
b．僧帽弁はカフ付き生体弁置換術が施行されている。
c．僧帽弁でのtrans-valvular leakageが観察される。
d．僧帽弁でのpara-valvular leakageは観察されていない。
e．僧帽弁再置換手術が施行されている。

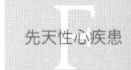

解説

　僧帽弁へのカフ付き生体弁置換術直後の画像である。
　Trans-valvularに重度の逆流を認めているが、これはベントチューブが左室まで挿入されているためである。
　Para-valvularには逆流を認めていない。
　その後、ベントチューブは左房内まで引き抜かれたので、逆流は消失している。
　左房内には微小空気を認めるが、正常の弁である。

答え　e

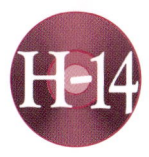

H. 人工物

H-14 人工弁（14）

重要性　基本　★★☆☆☆　高度
難易度　やさしい　★★☆☆☆　難しい
希少度　よく見る　★★☆☆☆　まれ

問題

72歳、男性。冠動脈バイパス術と大動脈弁置換術直後の症例である。人工心肺離脱前に再度心停止下に修復術が施行された。正しい所見はどれか。

a．大動脈弁機械弁置換術が施行されている。
b．大動脈弁ステントレス生体弁置換術が施行されている。
c．無冠尖部位のtrans-valvular leakageが追加修復の原因である。
d．左冠尖部位のpara-valvular leakageが追加修復の原因である。
e．追加修復後は大きな問題はない。

> **解　説**

大動脈弁ステント付き生体弁置換術後の症例である。

無冠尖部位のpara-valvular leakageによる逆流が大きいため追加修復となった症例である。

心停止下に観察すると、縫合した糸がカッティングしていたことによる逆流であった。

大動脈弁人工弁のpara-valvular leakageの修復は困難な場合が多い。

冠動脈開口部への影響や下壁へは追加針が入れにくいなどの問題がある。

この症例では無冠尖部位である。

追加針を行って再修復を終えたところ、逆流ジェットは消失した。

答え　e

H. 人工物

H-15 人工弁(15)

重要性　基　本　★★★☆☆　高　度
難易度　やさしい　★★★☆☆　難しい
希少度　よく見る　★★★☆☆　ま　れ

問題　75歳、男性。10年前に大動脈弁置換術が施行されていた。今回、再置換術が予定された。麻酔導入直後のTEE画像である。誤っている所見はどれか。

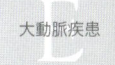

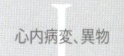

a．大動脈弁位機械弁に置換されている。
b．大動脈弁狭窄症状が見られる。
c．大動脈弁がスタックしている。
d．大動脈弁位に索状物らしき画像が見られる。
e．明らかなpara-valvular leakageは見られない。

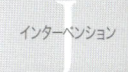

> **解 説**

大動脈弁位機械弁置換術後の症例である。

感染によるパンヌス付着により大動脈弁狭窄症状を示している。

明らかなpara-valvular leakageは認めない。

3D TEE画像では付着物と浮遊する索状物が大動脈弁位で確認されている。

しかし、明らかなスタックを示す画像は見られない。

答え　c

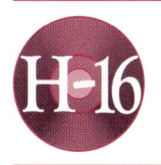

H. 人工物

H-16 人工弁（16）

重要性	基本 ★★★☆☆ 高度
難易度	やさしい ★★★★☆ 難しい
希少度	よく見る ★★★☆☆ まれ

問題 68歳、女性。15年前に僧帽弁置換術が施行されていたが、溶血および心不全のため再手術が予定された。麻酔導入後のTEE所見である。誤っている所見はどれか。

a．僧帽弁位に機械弁が装着されている。
b．後方側の台座がぐらついている。
c．大動脈弁置換術も施行されている。
d．僧帽弁はanti-anatomical positionに装着されている。
e．僧帽弁逆流は重度である。

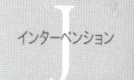

> **解説**

僧帽弁位機械弁置換術後のスタック弁症例である。大動脈弁も機械弁に置換されている。

僧帽弁位機械弁は通常の前尖後尖の位置関係に直交するanti-anatomical positionに二葉弁が装着されている。

後方のヒンジ付近の台座がぐらついてはいるが、僧帽弁逆流があるかどうかはわからない。

答え　e

H. 人工物

H-17 人工弁 (17)

重 要 性	基 本　★★★☆☆	高　度
難 易 度	やさしい　★★★☆☆	難しい
希 少 度	よく見る　★★★☆☆	まれ

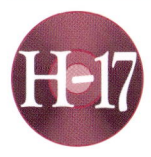

問題 68歳、男性。10年前に僧帽弁置換術を受けた症例である。今回再弁置換術が予定された。麻酔導入後のTEE所見である。誤っている所見はどれか。

a．二葉弁機械弁が挿入されている。
b．機械弁はスタックしていない。
c．機械弁はanti-anatomical positionに装着されている。
d．僧帽弁位後方よりpara-valvular leakageが見られる。
e．僧帽弁逆流は重度である。

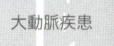

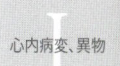

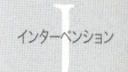

> **解説**
>
> 僧帽弁位に二葉弁機械弁が挿入されている。
> 機械弁はスタックしていないが後方より重度のpara-valvular leakageが見られている。
> 二葉弁機械弁はanatomical positionに挿入されている。
>
> 答え　c

H. 人工物

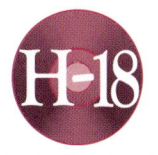

H-18 ペーシングリード線

重要性	基本 ★★★☆☆ 高度
難易度	やさしい ★★★★☆ 難しい
希少度	よく見る ★★★☆☆ まれ

問題　68歳、男性。2年前に心不全のため両心室再同期療法（CRT）が施行されていた。感染のため右心室リード線除去術が施行された。その時のTEE画像である。誤っている所見はどれか。

a．リード線は複数観察される。
b．右室内に疣贅付着が見られる。
c．リード線に疣贅付着が見られる。
d．三尖弁輪に疣贅付着が見られる。
e．心室ペーシングである。

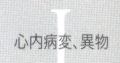

解説　CRT では右心房、右室そして冠静脈洞から左室へ向けて3本のリード線が挿入されることになる。

右室内へ向かうリード線感染によりリード線から三尖弁輪に疣贅が付着している。

この症例では現在は心室ペーシングのみである。

右室リード線抜去後も三尖弁輪に疣贅が残存しているのが観察されている。

答え　b

H. 人工物

H-19 脱血管

重要性	基 本	★★☆☆☆	高 度
難易度	やさしい	★★☆☆☆	難しい
希少度	よく見る	★★☆☆☆	まれ

問題

65歳、男性。大動脈弁輪拡張症に対してBentall手術が予定された。人工心肺開始10分後に人工心肺担当の臨床工学技士からの依頼で施行したTEE画像である。誤っている所見はどれか。

a．脱血不良の原因精査で依頼されたと考えられる。
b．最初は肝静脈へ脱血管が挿入されている。
c．下大静脈径はほぼ正常である。
d．脱血管は心房側から挿入されていると推測される。
e．脱血管を下大静脈から引き抜いて分岐部手前で固定することで改善している。

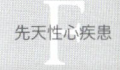

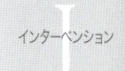

> **解 説**

　下大静脈への脱血管が肝静脈に迷入していた。
　この脱血不良の状態が継続されると下肢うっ血や腹部膨満などの症状が見られることになる。
　脱血不良のためか下大静脈径は細くなることなくほぼ正常の状態である。
　脱血管は心房側から挿入されており、修正後は肝静脈分岐部を越えた下大静脈下方で固定されている。

答え　e

H. 人工物

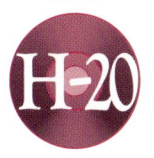

H-20 カニューレ

重要性	基　本	★★☆☆☆	高　度
難易度	やさしい	★★☆☆☆	難しい
希少度	よく見る	★★☆☆☆	ま　れ

問題　49歳、男性。大動脈弁置換術が予定された症例での人工心肺中のTEE画像である。正しい所見はどれか。

a．冠静脈洞にカテーテルが挿入されていて、もう少し進めた方がよい。
b．冠静脈洞にカテーテルが挿入されていて、やや引き抜いた方がよい。
c．下大静脈にカテーテルが挿入されていて、やや進めた方がよい。
d．下大静脈にカテーテルが挿入されていて、やや引き抜いた方がよい。
e．肝静脈にカテーテルが挿入されていて、やや引き抜いた方がよい。

> **解説**

　冠静脈洞に逆行性冠灌流カニューレが挿入されているところである。

　右冠動脈が灌流されてくる中心臓静脈を越えているため、左冠動脈領域にしか灌流されない可能性が高い。そのため若干引き抜いた方がよい。

答え　b

H. 人工物

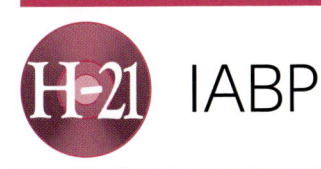

H-21 IABP

重要性　基本　★★★☆☆　高度
難易度　やさしい　★★☆☆☆　難しい
希少度　よく見る　★★☆☆☆　まれ

問題　48歳、男性。拡張型心筋症と心室性不整脈のため埋め込み型両心室同期療法が予定された症例でのTEE画像である。正しい所見はどれか。

a．画像中のAは肝臓である。
b．IABPは正しい位置にある。
c．IABP先端は鎖骨下動脈内にある。
d．腹水を認める。
e．重篤な大動脈弁逆流があると考えられる。

> **解　説**

　大動脈内バルーンパンピング（IABP）先端は鎖骨下動脈下3-5cmに位置するのが適正といわれる。

　当症例での位置は適当である。

　またIABP挿入において、重篤な大動脈弁逆流、腹部大動脈瘤あるいは解離性大動脈瘤、重篤な末梢血管障害、コントロールのついていない感染、出血は禁忌となる。

答え　b

H. 人工物

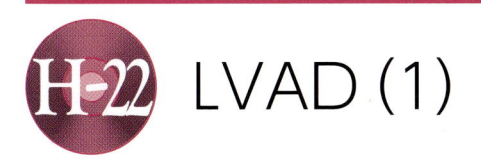

H-22 LVAD (1)

重要性　基　本　★★★☆☆　高　度
難易度　やさしい　★★★☆☆　難しい
希少度　よく見る　★★★☆☆　まれ

問題　36歳、男性。左室補助装置 (LVAD) が装着された症例でのTEE画像である。誤っている所見はどれか。

a．左室心尖部脱血である。
b．脱血は持続的に行われている。
c．心臓内の構造物は高輝度である。
d．基本的に大動脈弁は閉鎖しているが、数秒間は動いている。
e．基本的に僧帽弁は閉鎖しているが、数秒間は動いている。

> **解 説**

埋め込み型左室補助装置のひとつであるJavik 2000が装着されている。

左室心尖部内に埋め込まれたインレットカニューレ内に軸流ポンプが埋め込まれている。

そのため心尖部内は通常のインレットカニューレより大きめで高輝度の構造物として描写されている。

また、回転している状態も観察されている。

定常流による脱血であり基本的には大動脈弁は閉鎖している。

しかし、Javik 2000では1分間に5秒程度回転数を落として流速を減らすことで、大動脈弁を可動させている。

これは大動脈弁上部に血栓が付着するのを防ぐためである。

答え　e

H. 人工物

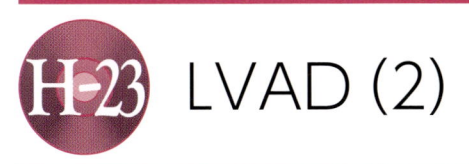

H-23 LVAD (2)

重要性	基本 ★★★☆☆ 高度
難易度	やさしい ★★★☆☆ 難しい
希少度	よく見る ★★★★☆ まれ

問題 32歳、男性。重症心不全のため左室補助装置（LVAD）が装着されている。緊急で心臓移植手術が施行され、その時の麻酔導入直後のTEE画像である。正しい所見はどれか。

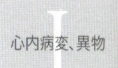

a．左房脱血のLVADである。
b．定常流型のLVADである。
c．下行大動脈送血のLVADである。
d．送血グラフトは心臓前面を通っている。
e．脱血グラフト内に軸流ポンプが装着されている。

> **解 説**

　駆動装置へは左室脱血のLVADである。

　最近は左室内血栓予防のため、左房脱血のLVADはほとんど見なくなった。

　ちなみに右室補助装置（RVAD）では右房脱血、肺動脈送血が主訴である。

　駆動方式は駆出拍動流型であり、軸流ポンプや遠心ポンプのような定常流タイプではない。

　駆動装置からの送血（アウトレットカニューレ）は上行大動脈に装着されている。

　送血カニューレは右室から右房前面を通っている。

　　　　　　　　　　　　　　　　　　　　答え　d

H. 人工物

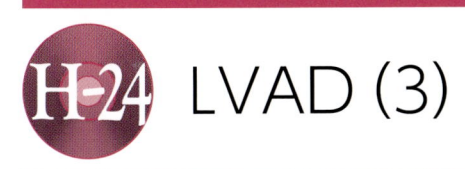

H-24 LVAD (3)

重要性 　基　本　★★★☆☆　高　度
難易度　　やさしい　★★☆☆☆　難しい
希少度　　よく見る　★★★☆☆　ま れ

問 題　18歳、男性。重症心不全の心筋症のため左室補助装置（LVAD）が装着された直後のTEE画像である。誤っている所見はどれか。

a．左室心尖部脱血、上行大動脈送血で装着されている。
b．脱血不良状態と考えられる。
c．左室前負荷は十分である。
d．右心不全と考えられる。
e．LVAD装着前の心不全の原因として肥大型心筋症が推測される。

解説

　肥大型心筋症の拡張相のためLVADが装着された症例である。

　左室心尖にインレットカニューレが、上行大動脈にアウトレットカニューレが装着されている。

　人工心肺離脱後は右心不全のため左室への容量が不足している。

　そのためLVADへの脱血量は不足しており、拍出量も少ない。

　大動脈弁は閉鎖したままである。

答え　c

I. 心内病変、異物

I-1 血　栓（1）

重要性	基　本 ★★★★☆ 高　度
難易度	やさしい ★★★★☆ 難しい
希少度	よく見る ★★★★☆ ま　れ

問題　62歳、女性。在宅酸素療法を受けていた症例での麻酔導入後の右室TEE画像である。誤っている所見はどれか。

a．右室腔は拡大している。
b．乳頭筋が3つ観察される。
c．モデレーターバンドが観察される。
d．分界稜（クリスタターミナーリス）が観察される。
e．心室中隔の動きは奇異性である。

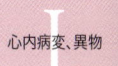

> 解　説

　慢性肺動脈塞栓症の症例である。
　肺高血圧のため右室腔は拡大しており、心室中隔は奇異性の動きを示している。
　右室内には3つの乳頭筋が観察されている。
　大きな前乳頭筋、後乳頭筋および中隔乳頭筋から形成されている。
　流出路側に前乳頭筋から幅広く見られる索状物はモデレーターバンドである。
　分界稜は右房内に見られる組織であり、ここでは見られていない。

答え　d

I. 心内病変、異物

I-2 血　栓 (2)

重 要 性	基　本 ★★★★☆ 高　度
難 易 度	やさしい ★★★★☆ 難しい
希 少 度	よく見る ★★★★☆ まれ

問題　血栓 (1) の症例で人工心肺を使用した手術が施行された。正しい所見はどれか。

a．人工心肺前の右室内にペーシングリード線を認める。
b．人工心肺前の上大静脈は拡張している。
c．人工心肺後に心室中隔の奇異性運動が観察される。
d．人工心肺後の肺動脈径は正常化している。
e．人工心肺後の肺動脈内に血栓像を認める。

> **解 説**

　人工心肺前（血栓除去前）に右室内で観察されているのは肺動脈カテーテルであり、心拍に合わせて動いている状態が見られている。

　当然のことながら、人工心肺前の肺動脈、上大静脈は拡大している。

　肺高血圧が軽減されたためか、人工心肺後（血栓除去後）の心室中隔の動きは正常である。
　肺動脈径は、まだ拡大した状態である。
　はっきりとした血栓像は認められない。

答え　b

I. 心内病変、異物

I-3 血　栓（3）

重 要 性　基　本　★★☆☆☆　高　度
難 易 度　やさしい　★★☆☆☆　難しい
希 少 度　よく見る　★★★☆☆　ま　れ

問題　67歳、男性。大動脈弁に対して人工弁置換術が施行されたときの人工心肺前後でのTEE画像である。正しい所見はどれか。

a．大動脈弁逆流症に対する人工弁置換術である。
b．下行大動脈にはデブリスが観察されている。
c．人工心肺後に、左室内血栓が観察されている。
d．人工心肺後に、左心耳由来と考えられる血栓が観察されている。
e．上記はすべて誤りである。

解説

大動脈弁狭窄症に対する人工弁置換術である。

遠位上行大動脈にデブリスが観察されている。

人工心肺後、左房内に遊離する血栓が見られる。

この血栓は人工心肺前には見られず、左心耳由来と推測される。

人工心肺中のヘパリン化により左房内に付着した血栓が遊離して浮遊していることはまれに観察される。

人工心肺前の精査を怠っていたのが原因である。

答え　d

I. 心内病変、異物

I-4 血 栓(4)

重要性　基　本　★★★☆☆　高　度
難易度　やさしい　★★★☆☆　難しい
希少度　よく見る　★★★★☆　ま　れ

問題　73歳、男性。Sranford A型解離に対して上行弓部大動脈グラフト置換術が施行された症例である。術後ICUにて循環動態不安定のためTEE評価を依頼された。このTEE画像で正しい所見はどれか。

a．大量の心嚢液貯留を認める。
b．左房内に疣贅様の異物を認める。
c．下大静脈内に血栓を認める。
d．冠静脈洞内に疣贅様の異物を認める。
e．右胸水の貯留を認める。

> **解 説**

　少量の心嚢液貯留は認めるが、心機能に影響するほどではない。

　下大静脈は軽度拡大しているが血栓などは認めない。

　冠静脈洞内の出口付近に高輝度の疣贅のような組織を認める。

　テベシアン弁に逆行性冠灌流挿入で剥離した血管内膜が付着していると推測された。

答え　d

I. 心内病変、異物

I-5 血　栓 (5)

重　要　性　基　本　★★☆☆☆　高　度
難　易　度　やさしい　★★★☆☆　難しい
希　少　度　よく見る　★★★☆☆　ま　れ

問題　26歳、女性。妊娠33週で急に呼吸困難を訴え緊急帝王切開術が予定された。全身麻酔を行い挿管導入後のTEE画像である。中心静脈圧は12mmHgであった。誤っている所見はどれか。

a．上大静脈の狭小化を認める。
b．右心不全を認める。
c．両側肺動脈に塞栓を認める。
d．卵円孔開存（PFO）を認める。
e．肺動脈収縮期圧は60mmHg以上と推測される。

> **解 説**

妊娠経過中の急性肺塞栓の症例である。

両側肺動脈内に血栓がとどまっている状態が確認される。

三尖弁逆流での圧較差は50mmHg以上であり、中心静脈圧と合わせると肺動脈収縮期圧は60mmHg以上と推測される。

急性右心不全状態であり、上大静脈の拡大も認める。

卵円孔は開存 (PFO) して右左シャントが確認される。

急性肺塞栓症に対しては下大静脈フィルター挿入、血栓融解療法が施行される。

右心不全の急性増悪や循環血液虚脱など循環動態が維持できない状態では経皮的心肺補助 (PCPS) が適応となる。

両側肺動脈血栓閉塞や右房右室内で浮遊する血栓などがTEEで観察されるときには人工心肺下に血栓除去術が施行される。

急性肺塞栓症では慢性肺塞栓症のように肺動脈内膜まで除去する必要はないため、軽度低体温、時には心拍動下で血栓除去術が施行されることになる。

答え　a

I. 心内病変、異物

I-6 血　栓 (6)

重要性　基　本　★★☆☆☆　高　度
難易度　やさしい　★★★☆☆　難しい
希少度　よく見る　★★★☆☆　まれ

問題　血栓 (5) の症例でのTEE画像である。誤っている所見はどれか。

a．下大静脈に脱血管が挿入されている。
b．下大静脈が拡大している。
c．下大静脈にフィルターが挿入されている。
d．下大静脈に順行性血流を認める。
e．下大静脈に明らかな血栓を認める。

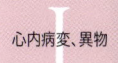

解　説

　この症例では肺塞栓のさらなる増悪を予防するために下大静脈にフィルターが挿入されている。

　下大静脈も急性右心不全のため拡大しているが、順行性血流は認められている。

　また、明らかな血栓は認められない。

　脱血管はフィルターを突き抜けて挿入されている。

答え　e

I-7 血　栓（7）

I. 心内病変、異物

重要性	基　本	★★★☆☆	高　度
難易度	やさしい	★★★☆☆	難しい
希少度	よく見る	★★★☆☆	まれ

問　題　46歳、男性。開胸人工心肺超低体温下での手術が予定された。麻酔導入後のTEE画像である。誤っている所見はどれか。

a．左室内腔は拡大している。
b．上大静脈は拡大している。
c．肺動脈主幹部は拡大している。
d．右肺動脈に血栓が見られる。
e．左肺動脈は末梢が狭窄している。

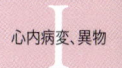

> **解 説**

　慢性肺動脈内膜血栓症に対して内膜血栓除去術が予定された症例である。
　上大静脈、右室から肺動脈が拡大している。
　右肺動脈には血栓が付着しているのがわかる。
　また、左肺動脈は血栓のためか分枝が狭窄しているのが観察される。
　左室内腔は正常範囲内である。

答え　a

I. 心内病変、異物

I-8 血　栓（8）

重　要　性　基　本　★★★☆☆　高　度
難　易　度　やさしい　★★★★☆　難しい
希　少　度　よく見る　★★★☆☆　まれ

問題

52歳、男性。慢性肺塞栓症にて肺動脈内膜血栓除去術が予定された症例での麻酔導入直後のTEE画像である。中心静脈圧は15mmHg、体血圧は95/60mmHgであった。誤っている所見はどれか。

a．右肺動脈に血栓が見られる。
b．拡大した右室腔内には中隔乳頭筋が観察される。
c．体動脈と肺動脈の収縮期圧はほぼ等圧と推測される。
d．三尖弁輪縫縮術も追加することが望ましい。
e．卵円孔閉鎖術も追加する必要がある。

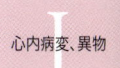

解説

慢性肺塞栓症では肺動脈中枢型閉塞症例が手術対象となる。この症例は主に右肺動脈中枢に血栓が付着している。

三尖弁逆流からの圧較差は80mmHgであり肺動脈収縮期圧は95mmHgと推測され、体血圧とほぼ等圧と考えられる。

三尖弁輪の大きさ、逆流量の多さを考慮すると三尖弁輪縫縮術は追加する必要がある。

卵円孔が開口しておりこうした術後右心不全が予想される症例では、閉鎖する手術が必要である。

拡大した右室内に見られている大きな乳頭筋は前乳頭筋である。

答え　b

I. 心内病変、異物

I-9 腫　瘍（1）

重　要　性　基　本　★★☆☆☆　高　度
難　易　度　やさしい　★★☆☆☆　難しい
希　少　度　よく見る　★★★☆☆　まれ

問　題　13歳、男児。学校検診での体表エコーで見つかった心臓腫瘍である。術中のTEE所見で正しいのはどれか。

a．粘液腫の可能性が高い。
b．脂肪腫の可能性が高い。
c．線維腫の可能性が高い。
d．血管腫の可能性が高い。
e．悪性腫瘍の可能性が高い。

> **解説**

球状で比較的均一組織の腫瘍が左室内に見られる。

線維腫は心室内に見られる良性腫瘍で、若年者にもよく見られ、無症状なことが多く検診などで発見されることがほとんどである。

心臓良性腫瘍で最も多いのは粘液腫であり、次いで乳頭状線維弾性腫、脂肪腫、線維腫、血管腫などである。

粘液腫や悪性腫瘍は不均一組織であることから否定できる。

脂肪腫は心臓外部に発症することが多く壁に沿った形状であるため否定できる。

血管腫も心臓内の壁に沿った腫瘍であり血栓との鑑別が必要となる。

答え　c

I. 心内病変、異物

I-10 腫　瘍（2）

重　要　性　｜　基　本　★★★☆☆　高　度
難　易　度　｜　やさしい　★★★☆☆　難しい
希　少　度　｜　よく見る　★★★★☆　まれ

問題　49歳、男性。軽度の低酸素血症と易疲労感を訴えて来院。体表心エコーにより右房内異物が同定されて手術となった。術中TEE画像で正しいのはどれか。

a．右房粘液腫の可能性が高い。
b．右房線維腫の可能性が高い。
c．腎原発性腫瘍の播種進展の可能性が高い。
d．深部大腿静脈血栓の飛来の可能性が高い。
e．下大静脈に付着した血栓の可能性が高い。

> **解説**

　ここで見られている腫瘍のコントラストは均一であり、粘液腫とは異なる。

　線維腫は心室内に発生することが多く、球状の形をしている。

　下大静脈内には腫瘍は観察されておらず、腎、肝原発腫瘍とは考えにくい。

　腫瘍は下大静脈と右房の境界あたりに付着しており深部大腿静脈血栓の飛来も考えにくい。

　実際に摘出した腫瘍は下大静脈に付着した血栓であった。

答え　e

I. 心内病変、異物

I-11 腫　瘍 (3)

重 要 性　基　本　★★☆☆☆　高　度
難 易 度　やさしい　★★★★☆　難しい
希 少 度　よく見る　★★★☆☆　まれ

問題　脳塞栓症状を頻発している72歳、男性。発熱やCRP上昇は認めない。心臓開心手術予定の麻酔導入後のTEE画像である。正しい所見はどれか。

a．左心耳内血栓
b．左房内脂肪腫
c．左房線維腫
d．左房乳頭状線維弾性種
e．左房内疣贅

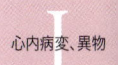

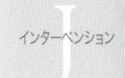

解　説

　この心臓の左房には腫瘤状の存在が確認される。
　カリフラワー様に浮遊している腫瘍であり、粘液腫か乳頭状線維弾性腫が疑われる。
　場所は左房壁の線維性連続に近い部位であり、典型的な粘液腫の付着部位ではない。

　原発性心臓内腫瘍で最も一般的な良性腫瘍は粘液腫である。
　心臓内良性腫瘍の50％以上が粘液腫であり80％以上が左房内に発生する。
　その多くは心房中隔卵円窩付近に付着している。
　タイプとして大きな楕円形の塊として僧帽弁狭窄を引き起こしてくるタイプと、周囲がカリフラワー状になっていて塞栓症状を起こしているタイプがある。
　いずれにしても、エコーでの内部は高輝度部位と低輝度部位が混在しており、発見されるときには20mm以上の大きさのことがほとんどである。

　乳頭状線維弾性腫も脂肪腫と並んで、粘液腫の次によく見られる心臓内良性腫瘍である。
　大動脈弁cusp先端に最もよく見られ、ランブルエクセレンスとの鑑別を要することも多い。
　次によく見られるのは僧帽弁尖部である。
　その他、左室流出路、左房壁内など左心系を中心にさまざまな部位に付着している。
　血液の中で揺れ動いており、実際に心臓を空けてみるとイソギンチャクのように見える。
　大きさは数mmから20mm程度までであり、塞栓症状などで発見されることが多い。
　今回の腫瘍は乳頭状線維弾性腫であった。

答え　d

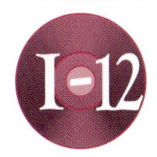

I. 心内病変、異物

I-12 腫　瘍（4）

重要性　基　本　★★☆☆☆　高　度
難易度　やさしい　★★☆☆☆　難しい
希少度　よく見る　★★☆☆☆　まれ

問題　TEE画像AとBで誤っているのはどれか。

a．Aは大部分有茎で心房中隔に付着することが多い。
b．Aの発生部位は右室＜左室である。
c．Aは手術の必要がある。
d．Bは左心耳流速20cm/sec以下と関連する。
e．Bは多くの場合均一な密度である。

解 説

Aは粘液種、Bは血栓である。

粘液種は最も頻度の高い原発性心臓腫瘍であり、発生部位の頻度は下記**表**のごとくである。

表

部位	発生率 (%)
左房	86.5%
右房	7.4%
多発	2.7%
右室	1.9%
弁に付着	1.1%
左室	0.3%
肺動脈	0.1%

粘液種は大きく多房性で、囊胞性の無エコー領域があることがある。

左房内血栓は僧房弁狭窄症、心房細動と大いに関連している。

左房血栓の最も頻度の高い部位は左心耳であり、それは櫛状筋と鑑別されなければならない。

多くの場合血栓は均一な密度で境界明瞭である。

左心耳の流速低下20cm/sec以下は血栓形成のリスクといわれる。

答え　b

I. 心内病変、異物

I-13 胎生期遺残物（1）

重 要 性	基　本　★★★☆☆　高　度
難 易 度	やさしい　★★★★☆　難しい
希 少 度	よく見る　★★★★☆　ま　れ

問　題　52歳、男性。大動脈弁狭窄症に対して大動脈弁置換術が予定された症例での麻酔導入後のTEE画像である。画像中のAは何を示しているか。

a．下大静脈
b．下行大動脈
c．肝静脈
d．門脈
e．脾静脈

解説

　下大静脈欠損症の症例であり、Aは肝静脈である。
　下大静脈欠損症はまれな疾患であり、下肢の血液は奇静脈を介して上大静脈に還流されることになる。
　したがって下側からは肝静脈のみが右房に返ってくることになる。

答え　c

I. 心内病変、異物

I-14 胎生期遺残物（2）

重要性　基　本　★★☆☆☆　高　度
難易度　やさしい　★★☆☆☆　難しい
希少度　よく見る　★★☆☆☆　まれ

問題　62歳、男性。心不全のため埋め込み型両心室同期療法（CRTD）が予定された症例での麻酔導入後のTEE画像である。正しい所見はどれか。

a．コントラスト剤は右手の静脈から注入した。
b．この患者は開心術において逆行性心筋保護注入が有効である。
c．左肺静脈還流異常を認める。
d．右室の動きはほぼ正常である。
e．左上大静脈遺残（PLSVC）を認める。

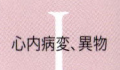

解説

　成人のうち約0.5％が右縦隔から右房に流入する正常の上大静脈 (SVC) とPLSVCをもつといわれる。

　PLSVCは多くはcoronary sinusに流入し、coronary sinusの拡大（通常1-2cm）を来す。

　PLSVCが疑われるときは、左手よりコントラスト剤を注入すると、コントラスト剤が右房よりcoronary sinusに先に見られる。

　開心術において、逆行性cardioplegiaは拡大したcoronary sinusにより無効である。

　また、当症例ではPLSVCはcoronary sinusに開口しており、desaturationは来さない。

答え　e

I. 心内病変、異物

I-15 心臓外腫瘍、異物

重要性　基　本　★★★☆☆　高　度
難易度　やさしい　★★★☆☆　難しい
希少度　よく見る　★★★☆☆　ま　れ

問題　66歳、女性。循環不全ショック状態のため緊急開胸手術が施行されたときのTEE画像である。誤っている所見はどれか。

a．肺動脈塞栓が観察される。
b．肺動脈内にカテーテル類の像が観察される。
c．心嚢液貯留が観察される。
d．大動脈弁逆流を認める。
e．明らかな大動脈解離は認めない。

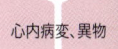

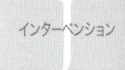

> **解　説**

　線維性心膜に包まれた内部の肺動脈分岐部から遠位上行大動脈部位に、大量の心嚢液貯留を認める。
　一部は血栓化が始まっている。
　心膜横洞や心膜斜洞にも貯留液が認められる。
　肺動脈内にはカテーテル類の像が確認される。
　また、大動脈弁は中等度の逆流を認める。
　明らかな肺塞栓、血栓は認めない。

　心臓を包む結合組織性の膜を心膜といい、漿膜性心膜と線維性心膜とがある。
　線維性心膜は心膜の外壁側板であり緻密性結合組織からなる。
　その底は横隔膜と癒着して、その上端は心臓から出る大血管の外膜に移行する。
　漿膜性心膜は二重の漿膜嚢から形成され、内側の臓側葉は心臓の表面と固く結合している。
　上端は心臓から大血管幹基部まで伸びており、反転して外側の壁側葉に移行する。
　壁側葉は線維性心膜の内面に覆われている。
　臓側葉と壁側葉との間には心膜腔と呼ばれる腔があり心膜液に満たされている。
　大動脈と肺動脈との根部は結合組織性の臓側葉の延長部によって包まれる。
　これらの大動脈幹と上大静脈および両心房との間には心膜横洞が形成されている。
　左右の肺静脈が左心房に注ぐ背面で両側から漿膜性心膜が反転して心膜斜洞が形成されている。

　　　　　　　　　　　　　　　　　　　　答え　a

I. 心内病変、異物

I-16 冠動静脈瘻

重要性	基　本	★★★☆☆	高　度
難易度	やさしい	★★★☆☆	難しい
希少度	よく見る	★★★★☆	まれ

問題 49歳、女性。冠動静脈瘻に対して人工心肺を使用して心拍動下での修復手術が施行された。誤っている所見はどれか。

a．左冠動脈を起始とする冠動脈瘻と考えられる。
b．上室性期外収縮が観察される。
c．肺動脈へ開口する冠動脈瘻と考えられる。
d．肺動脈弁逆流が観察される。
e．手術では開口部閉鎖術が施行されていると考えられる。

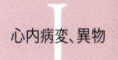

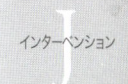

> **解説**

　右冠動脈が著明に拡大しており右冠動脈起始の冠動静脈瘻と考えられる。

　冠動静脈瘻は肺動脈に開口している。

　軽度の肺動脈弁逆流も観察されている。

　心拍動下の修復が試みられるのは、肺動脈開口部を確認して冠動脈からの流出口および肺動脈開放部を閉鎖するためである。

　術後の画像では肺動脈内のモザイク血流は消失している。

　上室性不整脈が人工心肺開始前後で見られている。

答え　a

J. インターベンション

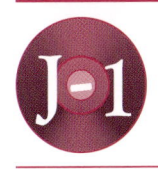

J-1 Amplatzer

重要性	基本 ★★★☆☆ 高度
難易度	やさしい ★★☆☆☆ 難しい
希少度	よく見る ★★★★★ まれ

問題 12歳、女性。二次孔型心房中隔欠損に対してカテーテルによるデバイス閉鎖治療が予定された。その治療中のTEE所見である。正しいのはどれか。

a．デバイスは適切な位置に挿入されている。
b．心室中隔欠損口を認める。
c．三尖弁損傷の可能性がある。
d．緊急手術が必要となる可能性がある。
e．カテーテル治療は中止することが望ましい。

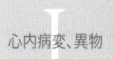

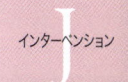

> **解　説**

　Amplatzerデバイスによる心房中隔欠損口閉鎖術予定の症例である。

　デバイスが三尖弁から右室内へ迷入したため引き抜いているTEE画像である。

　心室中隔欠損口は認めていない。

　無事に引き抜かれたので緊急手術とはならない。

　もちろん、デバイスによる心房中隔欠損口閉鎖術が続行された。

　ただ、三尖弁は若干損傷したため軽度の三尖弁逆流を認めていた。

答え　c

J. インターベンション

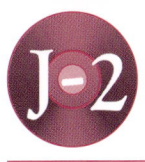

J-2 ステント治療（1）

重要性	基　本	★★★☆☆	高　度
難易度	やさしい	★★★★☆	難しい
希少度	よく見る	★★★★☆	ま　れ

問題　89歳、男性の大血管ステント留置手術術中のTEE所見である。誤っているのはどれか。

a．左鎖骨下動脈内にカテーテルらしき像が見える。
b．左鎖骨下動脈内に前向性血流が確認できる。
c．左総頸動脈内に前向性血流が確認できる。
d．ステント外部には肥厚した粥腫を認める。
e．遠位弓部に嚢状瘤を認める。

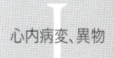

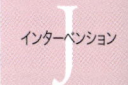

解説

　右総頸動脈から左総頸動脈、左鎖骨下動脈へのde-branchバイパス術を併用した弓部遠位部ステント留置術症例でのTEE所見である。

　大動脈瘤は弓部遠位部嚢状瘤であり、肥厚した粥腫を認める。

　左鎖骨下動脈からカテーテルを挿入してステント留意位置が至適となるように補助している。

　左鎖骨下動脈は遮断されており前向性血流は認めない。

答え　b

J. インターベンション

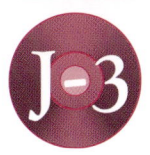

J-3 ステント治療 (2)

重要度 　基　本　★★★☆☆　高　度
難易度 　やさしい　★★★★☆　難しい
希少度 　よく見る　★★★☆☆　ま　れ

問題　88歳、男性。下行大動脈瘤に対して修復術〔前半 (A)、後半 (B)〕が施行されたときの下行大動脈 TEE 画像である。誤っている所見はどれか。

a．前半では下行大動脈内にカテーテル類が確認できる。
b．前半では一部カテーテル類が血管外に出ているのが確認できる。
c．前半では血管内にデブリスが存在するのが確認できる。
d．後半ではステントが留置されているのが確認できる。
e．後半では 3D TEE 画像でステント端の状態が確認できる。

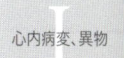

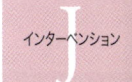

> **解 説**

　胸部下行大動脈瘤に対するステント治療のTEE画像である。

　大腿動脈よりステントを内蔵したカテーテルが挿入されてきている。

　開放する位置決めは透視装置で行うことになるが、血栓閉塞した動脈瘤などではTEEによる評価診断が位置決め補助に必要となる。

　また、ステント留置後のステント端の様子やエンドリークの有無などの確認にもTEEが有用となることがある。

　この症例では肋間動脈の血流確認も行われているが、ステント類が血管外に出ていることはない。

答え　b

J. インターベンション

J-4 ステント治療 (3)

重要性　基　本　★★★☆☆　高　度
難易度　やさしい　★★★★☆　難しい
希少度　よく見る　★★★☆☆　まれ

問題　83歳、男性。緊急DeBakey Ⅲ型解離に対する修復途中のTEE画像である。正しい所見はどれか。

a．偽腔は血栓閉塞している。
b．エレファントトランクが挿入されている。
c．追加の修復処理が必要と考えられる。
d．上行大動脈遠位部の画像と考えられる。
e．三腔解離である。

解説

　DeBakey Ⅲ型解離に対して下行大動脈にステント留置術が施行されている。

　ステント留置端にリークが見られており追加ステントが必要と考えられる。

答え　c

J. インターベンション

J-5 ステント治療（4）

重要性　基　本　★★★★☆　高　度
難易度　やさしい　★★☆☆☆　難しい
希少度　よく見る　★★★☆☆　ま　れ

問題　82歳、男性。3週間前に下行大動脈ステント留置術が施行された症例である。今回、弓部大動脈グラフト置換術が予定された。人工心肺中の下行大動脈TEE画像である。誤っている所見はどれか。

a．フリーのグラフトが下行大動脈内に挿入されている。
b．フリーのグラフトがステント留置内まで挿入されている。
c．送血される管が一時的に挿入されている。
d．ステント内は平滑である。
e．送血はフリーのグラフト内から行われている。

> **解説**

弓部グラフト置換術とともに、下行大動脈に向けてエレファントトランクが装着挿入された症例である。

エレファントトランクはステント留置部位内まで挿入されてバルーンによる拡張が行われている。

ステント留置部内はすでに血栓が付着している状態である。

答え　d

J. インターベンション

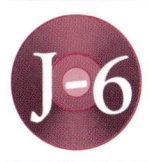

J-6 カテーテル治療

重要性	基 本	★★☆☆☆	高 度
難易度	やさしい	★☆☆☆☆	難しい
希少度	よく見る	★★★☆☆	まれ

問題

87歳、男性。弓部グラフト置換術およびエレファントトランク挿入術が1年前に施行された症例で、近位下行大動脈瘤が拡大してきたため手術が予定された。その時のTEE所見である。正しいのはどれか。

a．ステントが挿入されている。
b．エレファントトランク出口は狭窄している。
c．下行大動脈内の壁在血栓は軽度（Katzの分類の1）である。
d．左肺には胸水が中等量以上貯留している。
e．心嚢液が貯留している。

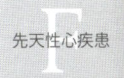

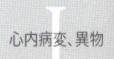

解 説

　胸部大動脈瘤グラフト置換術後の下行大動脈瘤に対してステント挿入術が施行された。

　エレファントトランク出口に合わせてステントを拡張している。

　下行大動脈内の壁在血栓は5mm以上であり、Katzの分類では4となる（Katzの分類についてはE-1解説参照）。

　胸水や心嚢液の貯留はTEEでは認めていない。

答え　a

K. 臨床診断

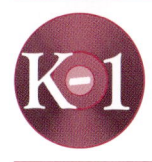

K-1 感染性心内膜炎（1）

重要性　基　本　★★☆☆☆　高　度
難易度　やさしい　★★☆☆☆　難しい
希少度　よく見る　★★☆☆☆　まれ

問題　37歳、男性。発熱と肺うっ血のため、大動脈バルーンパンピング（IABP）が挿入されて緊急手術が計画された。麻酔導入後のTEE画像である。誤っている所見はどれか。

a．僧帽弁前尖に大きな疣贅（vegitation）が付着している。
b．僧帽弁後尖に大きな疣贅（vegitation）が付着している。
c．右室から右室流出路にカテーテル類らしき像が確認される。
d．中等度以上の僧帽弁逆流が推測される。
e．僧帽弁置換術の適応である。

> **解説**

　感染性心内膜症にて僧帽弁前尖に巨大な疣贅が付着している。

　後尖にも一部疣贅が付着しているが少量である。

　右室流出路から肺動脈にかけて肺動脈カテーテルらしき像が確認できる。

　僧帽弁前尖の状態から重度の僧帽弁逆流が予測される。

　前尖全体に疣贅が付着しており僧帽弁置換術の適応である。

答え　b

K. 臨床診断

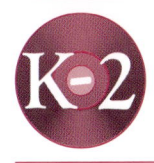

K-2 感染性心内膜炎 (2)

重要性　基　本　★★★☆☆　高　度
難易度　やさしい　★★★☆☆　難しい
希少度　よく見る　★★☆☆☆　ま　れ

問題

39歳、男性。発熱と脳塞栓症状のため抗生物質投与を1週間施行されたのち、肺うっ血のため緊急手術となった。麻酔導入後に中心静脈圧が16mmHgのときのTEE画像である。誤っている所見はどれか。

a．僧帽弁前尖に疣贅が付着している。
b．僧帽弁後尖に疣贅が付着している。
c．重度の僧帽弁逆流を認める。
d．卵円孔開存(PFO)を認める。
e．肺動脈収縮期圧は40mmHg前後と推測される。

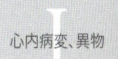

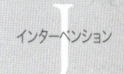

解説

　僧帽弁前尖後尖ともに新鮮な疣贅が付着している活動期の感染性心内膜症である。

　重度の僧帽弁逆流を認め、左房内圧が上昇していることが推測される。

　三尖弁逆流での圧較差は30mmHgであり、肺動脈圧は45mmHgあると考えられる。

　卵円孔は形態的には開存しそうであるが、左房圧が高いため開存はしていないと考えられる。

答え　d

K. 臨床診断

K-3 感染性心内膜炎（3）

重要性　基本　★★★☆☆　高度
難易度　やさしい　★★★☆☆　難しい
希少度　よく見る　★★★★☆　まれ

問題　49歳、女性。大動脈弁置換術、僧帽弁形成術後の症例である。感染性心内膜炎の疑いで再手術が予定された。麻酔導入後のTEE所見である。誤っているのはどれか。

a．大動脈弁はカフ付き生体弁置換が施行されている。
b．大動脈弁cuspに疣贅が付着している。
c．僧帽弁leafletに疣贅が付着している。
d．大動脈弁再置換術の適応である。
e．僧帽弁再形成術の適応である。

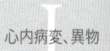

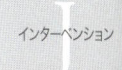

解説

弁手術後の感染性心内膜炎症例である。

まだ疣贅が新鮮なため輝度の低い可動性浮遊物として大動脈生体弁cuspと僧帽弁leafletに付着している。

ともに飛沫して脳梗塞や腎不全の原因となりうる。

大動脈弁は再弁置換が、僧帽弁も弁置換術が適応となる。

感染性心内膜炎活動期では機械弁置換術が施行されることが多い。

答え　e

K. 臨床診断

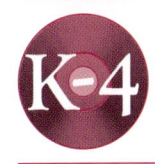

K-4 感染性心内膜炎（4）

重要性　基本　★★★☆☆　高度
難易度　やさしい　★★★★☆　難しい
希少度　よく見る　★★★☆☆　まれ

問題　72歳、男性。埋え込み型除細動器（ICD）挿入後の症例で、リード線感染のためリード線除去術が予定された。麻酔導入後のTEE所見である。誤っているのはどれか。

a．三尖弁後尖に疣贅が付着している。
b．三尖弁中隔尖に疣贅が付着している。
c．重度の三尖弁逆流が推測される。
d．リード線が観察される。
e．三尖弁腱索の一部は断裂している。

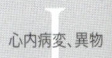

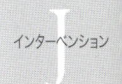

解説

　日本においてペーシングリード線感染は右心系感染性心内膜症の最も多い原因のひとつである。

　三尖弁後尖に巨大な疣贅が付着している。

　腱索断裂が生じて大きく左房内に弁尖が逸脱しているため、重度の三尖弁逆流が観察されている。

答え　b

K. 臨床診断

K-5 感染性心内膜炎 (5)

重要性　基　本　★★★☆☆　高　度
難易度　やさしい　★★★★☆　難しい
希少度　よく見る　★★★☆☆　まれ

問題　52歳、男性。大動脈弁の感染性心内膜炎のため、大動脈弁置換術が予定された。麻酔導入後のTEE画像である。誤っている所見はどれか。

a．右房内に疣贅が観察される。
b．三尖弁直下右室内に疣贅が観察される。
c．僧帽弁前尖に疣贅が観察される。
d．大動脈弁尖に疣贅が観察される。
e．大動脈弁輪部に疣贅が観察される。

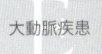

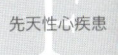

> **解 説**

大動脈弁輪部の左室流出路から波及した感染により、右房内に疣贅が観察される。

また大動脈弁尖の疣贅が大きく浮遊しているため、僧帽弁前尖に一部疣贅が付着している。

三尖弁直下は心室中隔とつながる場所であるが疣贅は見られない。

答え　b

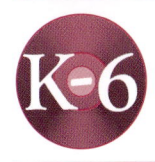

K-6 感染性心内膜炎 (6)

K. 臨床診断

重要性	基本 ★★★☆☆ 高度
難易度	やさしい ★★★★☆ 難しい
希少度	よく見る ★★★☆☆ まれ

問題 感染性心内膜炎 (5) の症例で施行された手術のうち、誤っているのはどれか。

a．大動脈弁置換術
b．大動脈基部置換術
c．三尖弁形成術
d．僧帽弁形成術
e．右房修復術

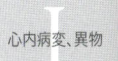

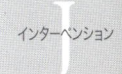

> **解説**

　この症例ではステントレス生体弁を使用して大動脈基部から弁置換術が施行された。

　基部からの波及により右房内にも疣贅が付着しており、切除したところ左室への瘻孔が見られた。

　左冠動脈へも感染が波及しており感染部切除と冠動脈バイパス術が追加施行された。

　僧帽弁前尖に疣贅が弁尖に付着していたが切除形成のみで対応した。

答え　c

K. 臨床診断

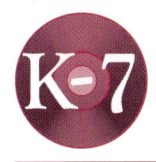

K-7 低血圧（1）

重要性　基　本　★★★☆☆　高　度
難易度　やさしい　★★★☆☆　難しい
希少度　よく見る　★★★★☆　まれ

問題　72歳、女性。急激な循環虚脱のため経皮的心肺補助（PCPS）が装着されて手術室に搬送されてきた。TEE所見で誤っているのはどれか。

a．左室腔は虚脱している。
b．心タンポナーゼを認める。
c．左室中隔穿孔の所見が見られる。
d．左室自由壁穿孔の所見が見られる。
e．左室内に血栓は認めない。

> **解説**

左室自由壁破裂の症例である。
左室腔は虚脱しており内腔は狭小化している。
壁運動異常も認めており徐脈となっている。
大量の心嚢液が貯留しており左室自由壁後側壁に裂孔が観察される。

急性心筋梗塞で致命的となる疾患として、左室自由壁破裂、心室中隔穿孔、乳頭筋断裂などが挙げられる。
左室自由壁破裂としてよく見られるのは、回旋枝領域の梗塞による側壁破裂である。
前下行枝領域の発症が最も多いようだが、心停止となるため手術室までたどり着かない症例がほとんどのようである。
心タンポナーゼから心虚脱となるため緊急手術が必要である。

心室中隔穿孔は前下行枝末梢もしくは右冠動脈梗塞から心室中隔穿孔により発症する。
肺への血流が増加するため肺うっ血から肺水腫となる。
梗塞部位が固定されるまで2週間かかるため、できれば待機的にパッチ閉鎖術を施行する方が望ましい。
しかし、多くの症例で肺水腫のコントロールができないことから準緊急的に手術となることが多い。

乳頭筋断裂は乳頭筋部位への心筋梗塞であり、重篤な僧帽弁逆流を引き起こしてくる。
内後側乳頭筋は右冠動脈のみで供給されているため断裂しやすいとされている。
外前側乳頭筋は前下行枝と回旋枝の供給を受けることから起こりにくいとされている。
経験的には外前側乳頭筋断裂の症例も少なくはない。

答え　c

K. 臨床診断

K-8 低血圧 (2)

重要性　基　本　★★★★☆　高　度
難易度　やさしい　★★★★☆　難しい
希少度　よく見る　★★★★☆　まれ

問題　47歳、女性。急激な循環不全に対して経皮的心肺補助 (PCPS) が装着されて手術室に搬送されてきた。TEE所見で誤っているのはどれか。

a．心タンポナーゼになっている。
b．肺動脈主幹部に塞栓が見られる。
c．左室は虚脱している。
d．PCPSの脱血管が下大静脈内に確認できる。
e．PCPSの流量は適切である。

解説

　急性肺塞栓症による循環不全に対してPCPSが装着された症例である。

　肺動脈主幹部から右肺動脈にかけて新鮮な血栓が認められる。

　左室は虚脱しており、心膜内に貯留液が見られ心タンポナーゼの状態である。

　PCPSの脱血管流量が下大静脈内で認められるが、下大静脈は拡大したままであり脱血不良状態であることが予測される。

　この症例では脱血管が上大静脈壁の一部を損傷しており、心タンポナーゼの原因となっていた。

答え　e

K. 臨床診断

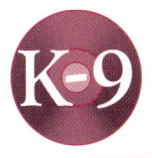

K-9 低血圧（3）

重要性　基　本　★★★★☆　高　度
難易度　やさしい　★★★★☆　難しい
希少度　よく見る　★★★★☆　まれ

問題　64歳、男性。腹部大動脈瘤の切迫破裂の疑いで緊急手術となった症例での麻酔導入後のTEE所見である。中心静脈圧は18mmHgであった。正しい所見はどれか。

a．左室への前負荷は十分と考えられる。
b．肺動脈収縮期圧は40mmHg以上と考えられる。
c．下大静脈血流波形は正常である。
d．下大静脈径は正常上限である。
e．冠状静脈洞は拡大している。

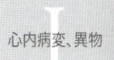

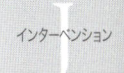

> **解 説**

右房が大きく拡大している。

三尖弁逆流は中等度認めるが、逆流速度は 2m/sec であり推定肺動脈収縮期圧は 16 + 18 = 34mmHg 前後と考えられる。

下大静脈は 30mm 以上と拡大しており、冠静脈洞も拡大している。

下大静脈波形は順行性が中心ではあるが、逆流波形も認めるため正常とはいえない。

答え　e

K. 臨床診断

K-10 低血圧（4）

重 要 性	基　　本　★★★★☆　高　　度
難 易 度	やさしい　★★★★☆　難しい
希 少 度	よく見る　★★★★☆　ま　れ

問　題　低血圧（3）の症例で術中のTEE画像である。誤っている所見はどれか。

a．左心耳に血栓を認める。
b．左室心筋肥大が見られる。
c．肺動脈径は拡大している。
d．左室前負荷は不足している。
e．DeBakey Ⅲ型解離を認める。

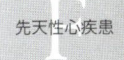

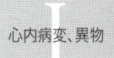

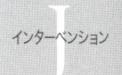

> **解説**

　下行大動脈に解離を認め、そこからの切迫破裂が考えられる。

　高血圧のためか左室心筋は肥大している。

　肺動脈径は拡大しており、右肺動脈下部（画面上の上）には血栓らしき画像も見られる。

　右心系は拡大しているが左室容量は不足している状態である。

　左心耳内には血栓は認めない。

答え　a

K. 臨床診断

K-11 低血圧（5）

重要性　基　本　★★☆☆☆　高　度
難易度　やさしい　★★★☆☆　難しい
希少度　よく見る　★★★☆☆　まれ

問題　77歳、男性。上行大動脈切迫破裂に対して上行大動脈グラフト置換術が施行された症例での人工心肺離脱直前のTEE画像である。誤っている所見はどれか。

a．左室心筋肥大が見られる。
b．心膜横洞が見られる。
c．大動脈弁は交連部が形成されている。
d．右冠動脈バルサルバ洞に空気貯留が見られる。
e．速やかに人工心肺から離脱すべきである。

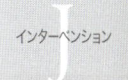

解説

　上行大動脈切迫破裂に対して、上行大動脈人工血管グラフト置換術と大動脈弁交連部縫縮術が施行された。
　左室心筋は肥大しており、高血圧が推測される。
　心膜横洞が見られている。
　右冠動脈付近に大量の空気貯留が生じている。
　人工心肺離脱はしばらく見合わせる方がよい。

　　　　　　　　　　　　　　　　　　答え　e

K. 臨床診断

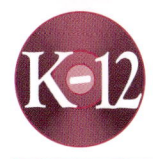

K-12 低血圧（6）

重要性　基本　★★☆☆☆　高度
難易度　やさしい　★★☆☆☆　難しい
希少度　よく見る　★★☆☆☆　まれ

問題

79歳、女性。急性大動脈解離の診断で緊急手術となった症例である。体血圧76/40mmHgのためドパミン5μg/kg/minで持続静注されていたときのTEE所見である。判断として誤っているのはどれか。

a．心タンポナーゼである。
b．エントリーは遠位上行から近位弓部大動脈部位である。
c．左室壁は肥厚している。
d．ドパミン増量が必要である。
e．輸液輸血負荷が必要である。

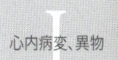

解 説

エントリー部位は近位弓部付近からの逆行性解離である。

左室壁は流出路も含めて肥厚している。

心タンポナーゼのため循環血液量は不足している。

左室流出路狭窄により僧帽弁にSAM (systolic anterior motion) が見られている。

輸液輸血負荷は有効な治療となるが、ドパミンやドブタミン使用はSAMを悪化させる可能性が高い。

ノルアドレナリンの持続投与開始などが体血圧上昇に有効となる。

答え　d

K. 臨床診断

K-13 低血圧（7）

重要性　基　本　★★☆☆☆　高　度
難易度　やさしい　★★★★☆　難しい
希少度　よく見る　★★★☆☆　まれ

問題　76歳、男性。心室再同期療法（CRT）で埋め込まれていたCRTDリード線感染のため、リード線抜去術が予定された。術中、人工呼吸管理していたがSp$_{O_2}$が96％から90％へと低下してきた。正しい処置はどれか。

a．呼気終末陽圧（PEEP）を3mmHgから5mmHgに上昇する。
b．PIPを16mmHgから20mmHgへと上昇する。
c．輸液負荷を増加させる。
d．ノルアドレナリン持続静注を開始する。
e．心嚢ドレナージを挿入する。

解説

卵円孔が開存（PFO）している。

PFOは20％程度の症例で開存しているとの報告もある。

明白なシャントを認める割合は数％程度とされている。

心房中隔瘤を認める症例では半数以上に認める。

右-左シャントが起こると奇異性塞栓の原因となる。

通常は左-右シャントであり、右-左シャントとなるには右心不全など右房圧が高くなる要因があるはずである。

この症例ではリード線抜去により心タンポナーゼとなっている。

そのため右心不全から右-左シャントが生じている。

左室補助装置（LVAD）装着症例、心臓移植手術、肺動脈塞栓除去術など右心不全が予測される症例では閉鎖する必要ある。

答え　e

K. 臨床診断

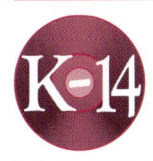

K-14 低血圧（8）

重要性　基本　★★★☆　高度
難易度　やさしい　★★★★☆　難しい
希少度　よく見る　★★★★☆　まれ

問題

82歳、男性。左室急性心筋梗塞に対する修復術後の症例である。ICUにて人工呼吸管理中であったが、中心静脈圧が9mmHgから15mmHgへと上昇して、体血圧が軽度低下した。Sp_{O_2}も99％から95％へと低下しているため、その精査目的でTEEが施行されたときの画像である。誤っている所見はどれか。

a．心室中隔穿孔が見られる。
b．左室内にパッチらしき修復のあとが見られる。
c．左室前壁中隔の可動が悪い。
d．Sp_{O_2}の低下は左右両方向性シャントの影響と考えられる。
e．心機能低下には両心不全が影響している。

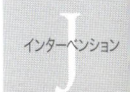

> **解　説**

　前下行枝領域の急性心筋梗塞からの心室中隔穿孔の症例である。
　左室前壁中隔の可動は悪い。
　左室内にパッチらしき修復のあとが見える。
　その遠位端から再穿孔が起こっている。
　虚血性心疾患のためか全体的に心臓の動きは悪い。
　心機能低下には両心不全が影響していると思われる。
　Sp_{O_2}の低下はシャントからの肺うっ血のためであり、シャントは左-右シャントのみである。
　（心室中隔穿孔についてはK-7解説参照）

答え　d

K. 臨床診断

K-15 低血圧（9）

重要性　基　本　★★☆☆　高　度
難易度　やさしい　★★☆☆　難しい
希少度　よく見る　★★☆☆　まれ

問題　79歳、男性。急性心筋梗塞のため、挿管人工呼吸管理下に搬送されてきた。体血圧68/34mmHgと低い状態であった。緊急手術のため麻酔導入後にTEE画像で観察した。誤っている所見はどれか。

a．左室後側壁の可動が悪い。
b．心タンポナーゼを認める。
c．左室自由壁破裂と考えられる。
d．大動脈バルーンパンピング（IABP）挿入は有効となる。
e．すぐに正中切開開胸手術が望ましい。

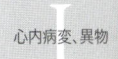

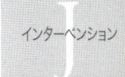

> **解　説**

　左冠動脈回旋枝領域の急性心筋梗塞による左室自由壁破裂である。

　左室後側壁の可動性が悪く、心嚢内へ穿孔している。

　IABPは左室後負荷となるだけであまり有効とはならない。

　穿孔部位が大きいため心嚢ドレナージも体血圧上昇には効果があるかもしれないが、早急な開胸手術が必要かつ有効と考えられる。

答え　d

K. 臨床診断

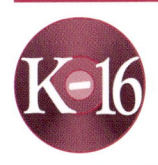

K-16 心臓移植（1）

重要性　基　本　★★★☆☆　高　度
難易度　やさしい　★★★☆☆　難しい
希少度　よく見る　★★☆☆☆　ま　れ

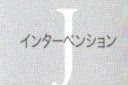

問題 43歳、女性。心臓移植術前（A）後（B）のTEE所見である。誤っているのはどれか。

a．移植前の心臓には左室補助装置（LVAD）が装着されている。
b．移植前の心臓では大動脈弁開放制限が見られる。
c．移植前の心臓は右室が拡大している。
d．移植後の心臓では左室壁運動異常が見られる。
e．移植後の心臓では右室壁運動異常が見られる。

> **解　説**

心臓移植前後のTEE所見である。

日本での心臓移植症例では90％以上が心筋症症例であり、その60％程度が拡張型心筋症、40％が肥大型心筋症拡張相であり、数％が拘束型や筋ジストロフィー心筋症が占めている。

特徴としてLVAD装着術が80％以上を占めている。

移植前の左室心尖部にはLVADのインレットカニューレが装着されている。

LVADによる体循環維持が主であるため、大動脈弁の開放制限が見られる。

移植前はLVAD補助のため左心系容量は良好だが、右心系は心不全のため拡大している。

答え　d

K. 臨床診断

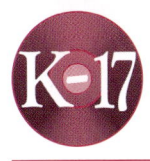

K-17 心臓移植（2）

重要性　基　本　★★★☆☆　高　度
難易度　やさしい　★★★☆☆　難しい
希少度　よく見る　★★☆☆☆　ま　れ

問題　心臓移植(1)の症例で胸骨閉鎖をしたところ、体血圧が低下して中心静脈圧が上昇した。そのため、再度胸骨を開けた。その時のTEE所見で正しいのはどれか。

a．右冠動脈領域のakinesisが見られる。
b．左冠動脈回旋枝領域のakinesisが見られる。
c．左冠動脈前下行枝領域のdyskinesisが見られる。
d．左冠動脈領域全般のhypokinesisが見られる。
e．胸骨再開胸による改善は認められない。

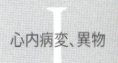

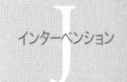

> **解説**

心移植後の所見として左室壁運動はほぼ正常であるが、右室壁は自由壁側の動きが奇異性である。

胸骨閉鎖後の左室短軸像では左冠動脈領域全般のhypokinesisが観察されている。

この症例のドナー心は虚血時間が長かったため、冠血流の少しの低下により壁運動が低下したと推測された。

この後、胸骨を再度開けて、開胸のままで1日経過観察してから閉胸を行った。

日本ではドナー心提供絶対数が少ないため、こうしたマージナルハート症例も多く見られる。

答え　d

K. 臨床診断

K-18 術後評価（ICU）

重要性　基本　★★☆☆☆　高度
難易度　やさしい　★★★☆☆　難しい
希少度　よく見る　★★★☆☆　まれ

問題　74歳、男性。弓部大動脈瘤に対してグラフト置換術が施行された症例である。術後1日目に循環動態が不安定なため、ICUにてTEE評価を依頼されたときの画像である。誤っている所見はどれか。

a．左胸腔に貯留液が確認できる。
b．心嚢内に貯留液が確認できる。
c．再開胸止血術の適応と考えられる。
d．三尖弁逆流を認める。
e．ユーキタス（eustachian）弁を認める。

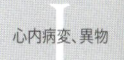

> **解 説**

弓部置換術後の心タンポナーゼ症例である。

左胸腔および左心嚢内に新鮮な貯留液を認める。

右室から右室前面にも少量の血栓と高輝度のドレナージチューブらしき画像が確認される。

右心不全のため三尖弁逆流が確認される。

冠静脈洞にテベシアン弁が見られているがユーキタス弁は見られていない。

答え　e

TEE ビデオ練習問題集　　　　　　　　　　　＜検印省略＞

2012年12月15日　第1版第1刷発行

定価（本体 9,000 円 + 税）

　　　　　　著　者　大　西　佳　彦
　　　　　　発行者　今　井　　良
　　　　　　発行所　克誠堂出版株式会社
　　　　　〒113-0033　東京都文京区本郷 3-23-5-202
　　　　　　電話（03）3811-0995　振替 00180-0-196804
　　　　　　URL　http://www.kokuseido.co.jp

ISBN 978-4-7719-0404-0　C3047　￥9000E　　印刷　三美印刷株式会社
Printed in Japan © Yoshihiko Ohnishi, 2012

・本書の複製権・翻訳権・上映権・譲渡権・公衆送信権（送信可能化権を含む）は克誠堂出版株式会社が保有します。

・JCOPY ＜（社）出版者著作権管理機構　委託出版物＞
本書の無断複写は著作権法上での例外を除き禁じられています。複写される場合は，そのつど事前に（社）出版者著作権管理機構（電話 03-3513-6969, Fax 03-3513-6979, e-mail: info@jcopy.or.jp）の許諾を得てください。